Dr. med. Michael Vitek

Waving

Der neue Lifestyle gegen Schmerzen und für ein besseres Leben

Einfache symmetrische Übungen für das tägliche Leben

Üben, atmen und visualisieren Sie Ihre Schmerzen weg

Nutzen Sie die enorme Kraft Ihrer Psyche

Ihre Umgebung wi… st) nichts da… n

Mit diesen Übungen erha… heit, Geschmeidigk… de

VdÄ VERLAGSHAUS DER ÄRZTE

Abbildungsnachweis

Hahsler, Lisa: 15, 20 (alle), 22 (alle), 37 (alle), 40, 44, 47, 53 | **https://de.fotolia.com/**: 35 (Henning Riediger), 41 (bilderzwerg) 54 (crevis), 56 (Ana Blazic Pavlovic), 162 (Vadim Guzhva), 163 links (Lev Dolgachov), 163 rechts (Africa Studio), 167 (Jens Rother) | **https://de.wikipedia.org/wiki/**: 34 oben (RSatUSZ), 34 unten (Bruce Blaus), 39 (Lange123), 45 (Harrygouvas), 51 (Anagoria), 52 (Weiss HR) | **https://pixabay.com/de**: 11 (ivannovgood), 17 (beide: StockSnap), 32 (Nicooografie), 59 (Free-Photos), 60 (NeuPaddy), 61 (Alicja), 62 (Pavlofox), 134 (kalhh), 145 (Couleur), 156 (anaterate), 157 (StockSnap), 158 (massagenerds), 159 (fsHH), 160 (rgerber), 161 (derneuemann), 166 unten (Counselling), 169 (Mabel Amber), 170 (StarFlames), 172 (dietmaha), 173 (stefanschenkon), 174 (jackmac34) | **Leininger, Kurt Wolfgang**: 65–133, 137–144, 147–154 | **Medical-Pictures/Frank Geisler**: 42, 43 | **Verlagshaus der Ärzte**: 164 oben | **Vitek, Michael**: 23, 25 (alle), 26, 27 (alle), 30, 36, 49, 164 unten, 165 (alle), 166 (oben)

Impressum

© Verlagshaus der Ärzte GmbH, Nibelungengasse 13, A-1010 Wien

www.aerzteverlagshaus.at

1. Auflage 2018

ISBN 978-3-99052-178-6

Umschlag & Satz: Grafikbüro Lisa Hahsler, 2232 Deutsch-Wagram
Umschlagfoto: Kurt Wolfgang Leininger
Projektbetreuung: Hagen Schaub
Druck & Bindung: Pátria Nyomda Zrt., 1117 Budapest
Printed in Hungary

Aus Gründen der leichteren Lesbarkeit – vor allem in Hinblick auf die Vermeidung einer ausufernden Verwendung von Pronomen – haben wir uns dazu entschlossen, alle geschlechtsbezogenen Wörter nur in eingeschlechtlicher Form – der deutschen Sprache gemäß zumeist die männliche – zu verwenden. Selbstredend gelten alle Bezeichnungen gleichwertig für Frauen.

Für Virginia und Ornella,
weil sie auch in schlechten Zeiten
zu mir stehen – danke!

Prolog

Wenn Sie täglich waven, werden Sie positiver durchs Leben gehen!

Sie werden

- durch ein gestärktes Immunsystem weniger anfällig für Krankheiten, wie grippale Infekte und andere Infektionskrankheiten,
- viel weniger zu Depressionen und Schmerzzuständen neigen,
- viel besser schlafen und dadurch leistungsfähiger werden,
- erfolgreicher im Beruf durch Ihre positive Einstellung,
- ein beliebter Kollege durch Ihre gesteigerte Toleranz,
- erfolgreicher im Privatleben durch Ihre ausgeglichene Stimmung,
- ein erfolgreicher Verhandler durch eine konziliante Streitkultur,
- ein schöneres und glücklicheres Leben führen können!

Inhalt

Waving im Sitzen ... 66

Waving im Stehen ... 124

Waving – der neue Lebensstil gegen Rücken- und Gelenkschmerzen

Es ist ein altes Lied, das wir überall hören können, aber nur bei wenigen fällt es auf fruchtbaren Boden und bei noch wenigeren bewirkt es etwas: Wir essen zu viel und bewegen uns zu wenig. Es ist klar, dass wir Rücken- und Nackenschmerzen haben, denn zum Sitzen und zu verkrampften Schreibtischarbeiten unter Stress ist der Mensch eben nicht gemacht worden.

Manche von uns nehmen sich vor – und das immer wieder –, endlich abzunehmen und sich zu bewegen. Andere nehmen sich einen der so überaus modernen Personal Trainer, die ein maßgeschneidertes Programm erstellen, bestehend aus Bewegung und gesunder Ernährung. Der Stress aber geht weiter und damit auch die Verkrampfung der Rücken- und Nackenmuskulatur, und alle wundern sich, dass trotz des wunderbaren Trainings- und Ernährungsprogramms die Rückenschmerzen nicht aufhören wollen.

Dann werden die Praxen der praktischen Ärzte und Orthopäden aufgesucht. Diese verschreiben Röntgen- und MRT-Untersuchungen. Die Bilder ergeben dann mehr oder weniger vorhandene Abnutzungserscheinungen und mehr oder weniger vorgewölbte Bandscheiben. Wir wissen, dass es auch andere Erkrankungen der Wirbelsäule gibt, aber glücklicherweise ist das häufige häufig und das seltene eben selten. Zumeist steht im Befund also Diskusprotrusionen und Spondylose oder Spondyarthrose, also Bandscheibenvorwölbungen, und Abnutzungen der Wirbelkörper und Wirbelgelenke, also Arthrose.

Bei starken Schmerzen werden dann Tabletten und Infiltrationen, also Spritzen mit örtlicher Betäubung, als Neuraltherapie eingesetzt. Diese können ja auch sehr gut helfen. Im Idealfall verschreiben die Ärzte dann auch Physiotherapie und physikalische Behandlungen. Mittlerweile weiß man ja schon allgemein, dass die rein passiven Behandlungen, also die physikalischen Anwendungen wie Ultraschall, Massage, Strom und vieles andere bestenfalls die Physiotherapie unterstützen, aber alleine nichts ausrichten können. Also wird auch Bewegungstherapie verschrieben. Sechs bis zehn Behandlungen helfen, und viele der Rückenschmerz- und Arthrosepatienten werden schmerzfrei. Also ist alles gut.

Nicht ganz. Das Problem ist, dass die Beschwerden nur für einige Tage oder Wochen weg sind und danach wiederkommen. Manchmal sogar stärker denn je. Die Patienten werden von ihren Ärzten und Physiotherapeuten angehalten, die erlernten Übungen möglichst täglich oder zumindest dreimal pro Woche weiter durchzuführen. Macht aber niemand, daher sind die Therapien zum Scheitern verurteilt. Dauerhaft helfen würden nur ein dauerhaftes Training und eine Veränderung des Lebensstils mit weitgehender Vermeidung der die Rückenmuskulatur verspannenden täglichen Stresssituationen. Das geht aber nicht, und daher wird sich auch durch die besten und teuersten Behandlungen nichts ändern. Und wenn wir noch so viel Geld in die tollsten Behandlungs- und Kureinrichtungen und Fitnesscenter stecken, der Schmerzkreislauf der Wirbelsäulenpatienten wird dadurch nicht unterbrochen. Wenn wir noch so tolle Magnetresonanztomographen bauen, die uns auch die kleinste vorgewölbte Bandscheibenfaser und den allerkleinsten Knochensporn genauestens darstellen können, werden wir bezüglich unserer Wirbelsäulenleiden nicht einen Deut gesünder werden.

Die Gesundheitssysteme stehen vielerorts ohnehin vor dem finanziellen Kollaps. Vielmehr sollte das noch vorhandene Geld in die Prävention investiert werden, denn wenn wir wieder lernen, mit unseren Gelenken und unserer Wirbelsäule sorgsam umzugehen, dann – und man muss leider fast sagen nur dann – werden nicht mehr so viele Menschen an ihrer Wirbelsäule leiden und wird es nicht mehr so viele Krankenstandstage geben, die durch Probleme mit der Wirbelsäule und den Gelenken entstanden sind.

Vielleicht kann dieses Buch einen kleinen Anreiz geben, ein neues Bewusstsein für unseren Stütz- und Bewegungsapparat zu entwickeln.

Es braucht gar nicht viel dafür: eine symmetrisch-rhythmische langsame und fast unmerkbare Bewegungsform und ein wenig Atemtechnik in Verbindung mit leichten Konzentrationsübungen. Waving.

Das ist es, was die Muskulatur trainiert und entspannt, was die Durchblutung und die Elastizität der Bandscheiben verbessert, was die Propriozeption, also die Eigenwahrnehmung im Raum, verbessert und überdies die Gelenke mittels Traktion, also durch sanften Zug, besser schmiert und damit der Arthrose, also dem schmerzhaften Gelenkverschleiß, Einhalt gebietet. Überdies wird dadurch der Stress wirkungsvoll abgebaut.

Waving ist eine Behandlung und gleichzeitig ein Training, das immer und überall durchgeführt werden kann, das effektiv ist und vor allem weder ein Studio noch eine spezielle Kleidung braucht.

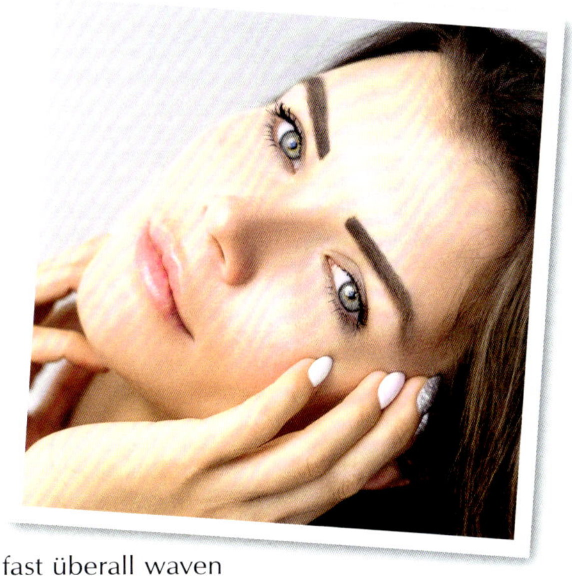

Waven Sie, wo immer Sie sind. Für viele Menschen ist es schwierig, sich zu überwinden, jeden Tag morgens laufen zu gehen oder das Fitnesscenter zu besuchen. Für andere geht es sich schlicht und ergreifend nicht aus. Macht nichts. Jetzt hat jeder die Möglichkeit, immer und überall die Übungen nachzuholen. Waving kann systematisch absolviert werden, indem man sich vornimmt: „Jetzt mache ich das Programm durch und dann bin ich eben für heute fertig."

Aber es gibt eine noch einfachere Variante, denn man kann immer und fast überall waven – und das macht es so leicht. Denn wenn das Vorhaben, die Übungen morgens durchzuführen, aus irgendeinem Grund scheitern sollte, kann das Üben während des Tages mühelos nachgeholt werden. Und zwar sogar in Tranchen von wenigen Sekunden. Auf folgende Dinge kommt es dabei an:

Atemtechnik: Die Übungen sollten mit der richtigen Atemtechnik unterstützt und in ihrer Wirksamkeit noch einmal gesteigert werden. Die Atemtechnik passt sich den Übungen an. Das Einatmen dauert jeweils drei bis vier Sekunden und damit genauso lang wie das Ausatmen. Während der langsamen Bewegung auf die eine Seite wird genauso langsam eingeatmet, und während der langsamen Gegenbewegung wird langsam ausgeatmet. Alle Zyklen sollten mindestens zweimal gemacht werden, damit jede Seite sowohl während des Einatmens als auch während des Ausatmens beübt wird.

Visualisierung: Gleichzeitig führt man eine sogenannte Visualisierung durch, diese unterstützt die langsamen und symmetrischen Bewegungen in ihrer Wirksamkeit. Man stellt sich gleichzeitig mit der Bewegung selbst die gewünschte Bewegung genau vor und spürt der Vorstellung nach. Die Bewegung wird quasi zweimal ausgeführt, also tatsächlich und noch einmal im Geiste. Außerdem wird die Visualisierung für etwas ganz Wichtiges genutzt: Sie können visualisierend den Schmerz ausleiten und vertreiben!

Wichtig:

Waving ist eine Trainings-, aber auch eine Behandlungsmethode und kann sehr wohl gegen Schmerzen im Stütz- und Bewegungsapparat eingesetzt werden – und zwar sowohl gegen akute als auch gegen chronische Schmerzen. Keinesfalls ersetzt Waving den Besuch beim Arzt! Es ist wichtig zu wissen, dass Waving nicht andere Behandlungen, die vom Arzt verschrieben werden, ersetzen kann. Waving versteht sich als zusätzliche Trainings- und Behandlungsmethode, die jeder für sich selbst einsetzen und auch modifizieren kann.

Die hier und in unseren Seminaren gezeigten Übungen sind eine Anleitung, Waving kennenzulernen. Wir begrüßen es ausdrücklich, wenn Sie als Anwender nach dieser Kennenlernphase Ihre Übungen selbst anpassen oder sogar ganz neue Übungen erfinden, um sie in Ihr persönliches Waving-System einzubauen. Sie sehen also, dass Waving kein starres Schema ist, sondern ein freies System. Waving wird zum Lifestyle und zur Lebenseinstellung.

Bei Beschwerden lassen Sie Ihre Wirbelsäule und Ihre Gelenke aber jedenfalls vom Arzt untersuchen und gegebenenfalls behandeln!

Während die meisten klassischen und bekannten Übungstechniken und Physiotherapien nur den Körper unterstützen und auf Muskelaufbau und Muskeldehnung setzen (beides ist auch wichtig!), nutzt Waving alle drei Säulen der Rehabilitation und Prävention: Bewegungen, Atemtechnik und psychische Stärkung mit der Visualisierung.

Und nun viel Spaß beim Kennenlernen und Üben der Atemtechnik, der Visualisierung und mit den eigentlichen Waving-Übungen.

Der Schmerz

Um die Übungen besser verstehen zu können, folgt zunächst eine kurze Betrachtung über den Schmerz, die Schmerzentstehung und Schmerzleitung sowie die Möglichkeiten, Schmerzen zu bekämpfen, dann im nachfolgenden Kapitel über den Aufbau und die Funktion des Stütz- und Bewegungsapparates.

Bei den einzelnen Übungen sind auch die Krankheiten angeführt, gegen die die jeweilige Übung besonders gut geeignet ist.

Was ist Schmerz?

Schmerz ist ein außerordentlich komplexer Begriff, eine subjektive Sinneswahrnehmung, mit der sich in der Vergangenheit nicht nur Ärzte und Patienten, sondern auch Psychologen, Philosophen und sogar Dichter beschäftigten. Wenn wir an das Wort Schmerz denken, fallen uns als erstes unangenehme und vielleicht sogar quälende Empfindungen ein, dabei ist Schmerz – bis zu einem gewissen Grad – ein Wächter der Unversehrtheit und sogar des Überlebens.

Schmerzentstehung und Schmerzleitung

Schädliche Reize werden von Schmerzfühlern oder Schmerzleitern aufgenommen. Die aufnehmenden Strukturen sind freie Nervenendigungen (sogenannte Nozizeptoren). Die Nozizeptoren können durch körpereigene Schmerzstoffe wie zum Beispiel das Prostaglandin oder auch durch physikalische Reize wie beispielsweise große Kälte oder Hitze, Druck oder Schlag erregt werden. Sie befinden sich in der Haut, in Muskeln, in Gelenkkapseln, in Bändern, aber auch in den inneren Organen. Die Schmerzleitung erfolgt dann über Nervenfasern zum Rückenmark. Der helle spitze Schmerz wird durch sogenannte A-Delta-Fasern, der dumpfe und schlecht zuzuordnende tiefe Schmerz über C-Fasern geleitet. Im Rückenmark kommt es zu einer Verbindung mit absteigenden Leitungsbahnen, so dass hier eine Schmerzmodulation durch Befehle stattfindet, die vom Gehirn „hinuntergeschickt" werden. Die Verbindung der einzelnen Nervenfasern untereinander nennt man Synapsen. Die Schmerzreize (nozizeptive Reize) werden dann über aufsteigende Bahnen in das Gehirn weitergeleitet und über die Großhirnrinde bewusst wahrgenommen.

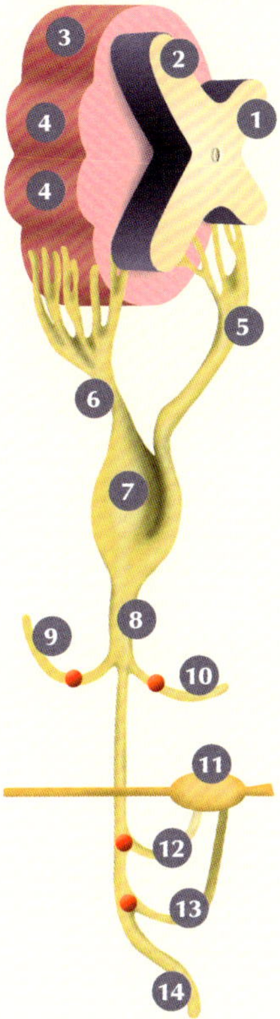

1 Vorderhorn
2 Hinterhorn
3 Seitenstrang
4 Hinterstrang
5 vordere (efferente) Wurzel
6 hintere (afferente) Wurzel
7 Spinalanglion
8 Spinalnerv
9 hinterer Ast
10 Hirnhautast
11 Grenzstrangganglion
12 weißer Verbindungsast
13 grauer Verbindungsast
14 vorderer Ast

Nervenstrukturen für die Schmerzleitung und Leitung des motorischen Impuls zur Bewegung der Muskeln. Oben ist das Rückenmark, unten sind Nerven dargestellt.

Was kann man gegen Schmerzen machen?

Akuter Schmerz ist ein Alarmsymptom, der das Individuum zu irgendeiner Art Schutzreaktion zwingt. Würde dieses Alarmsymptom wegfallen, könnten äußere Einflüsse ungehindert negativ einwirken und Wunden, Schnitte, Knochenbrüche, aber auch Infektionen und andere Krankheiten bis zu Verkrüppelungen verursachen. **Akuter Schmerz** kann also relativ einfach vermieden oder behandelt werden. Vom Patienten, indem er bestimmte Tätigkeiten oder Aktionen einfach nicht setzt, oder vom Arzt, indem er den Schmerz durch Entfernung oder Behandlung seiner Ursache beseitigt. So beseitigt beispielsweise die Entfernung des Stachels aus dem Fuß, Entfernung des entzündeten Blinddarms aus dem Bauch, Ruhigstellung oder Operation des gebrochenen Knochens oder der vorgefallenen Bandscheibe akute Schmerzen.

Ein ganz anderes Thema ist der **chronische Schmerz**. Chronische Schmerzen sind lang andauernd, immer wiederkehrend, meist dumpf und bohrend und fühlen sich an, als ob sie irgendwie aus der Tiefe kommen. Sie sind sinnlos und schädlich, und unbehandelt entwickeln sie sich zu einer eigenständigen Krankheit. Chronische Schmerzen jeder Ursache muss man mit allen Mitteln der modernen Medizin bekämpfen. Und das nicht nur dann, wenn sie als unerträgliche Vernichtungsschmerzen Tumoren oder Metastasen entstammen, sondern es ist jede Art chronischer Schmerz von Ärzten sehr ernst zu nehmen und möglichst effizient zu behandeln.

Wie können wir chronische Schmerzen behandeln? Das können Medikamente sein, die zentral im Gehirn die Schmerzempfindung ausschalten (z.B. Opiate), das können entzündungshemmende Medikamente sein, die am Ort der Entzündung wirken (z.B. Antirheumatika oder Cortison), das können Antibiotika sein, die Bakterien töten (z.B. Penicillin), oder sogenannte Basistherapeutika gegen Rheuma sein (z.B. MTX). Physikalische Maßnahmen wie Massage, Strombehandlung, Fango, Ultraschall oder auch die Akupunktur beeinflussen die Peripherie, setzen also an der Haut Reize, um gestörte Regelkreise zu normalisieren. Sie wirken so in der Tiefe, nämlich in den Gelenken und Muskeln, und sogar auf das Zentrum, also Gehirn und Rückenmark. Diese Therapien sind allesamt sogenannte Reflextherapien, weil auf einen gesetzten Reiz ein Reflex aus der Tiefe folgt. Diesen Mechanismus machen sich auch Salben, Packungen und Kurbehandlungen zunutze. Bestehen mechanische Probleme, wie Bandscheibenvorfall oder Meniskusriss, sind oft operative Behandlungen mit Entfernung des mechanischen Hindernisses die Schmerzlöser. Eine besonders elegante, weil nebenwirkungsfreie Therapie nutzt die Kraft der Psyche und der Bewegung. Die Psyche ist tatsächlich enorm mächtig und in der Lage, gemeinsam mit Atemtechniken Schmerzen zu vertreiben. Die Kraft der Psyche wird schon lange von asiatischen Behandlungstechniken genutzt, ist in Europa aber eher ein Stiefkind der Schmerztherapie. Es gibt wohl auch in Europa Ansätze, Psychotherapie und sogar Musiktherapie in die multidisziplinäre Schmerztherapie einzubauen, allerdings sind diese Therapieoptionen leider sehr limitiert.

Beispiele für Yoga- und Pilatesübungen, die ein „Normalbürger" nur schwer umsetzen kann

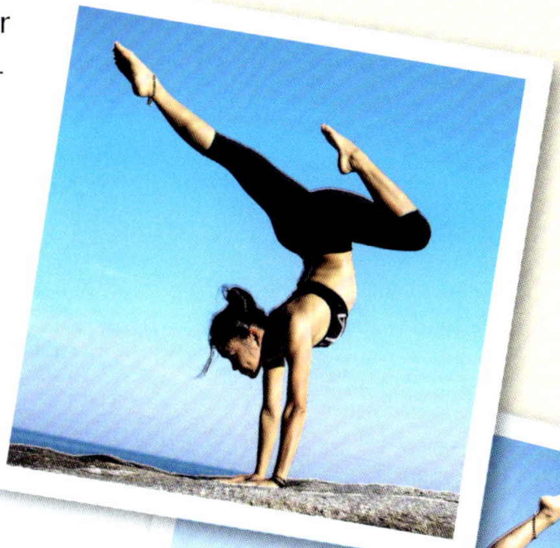

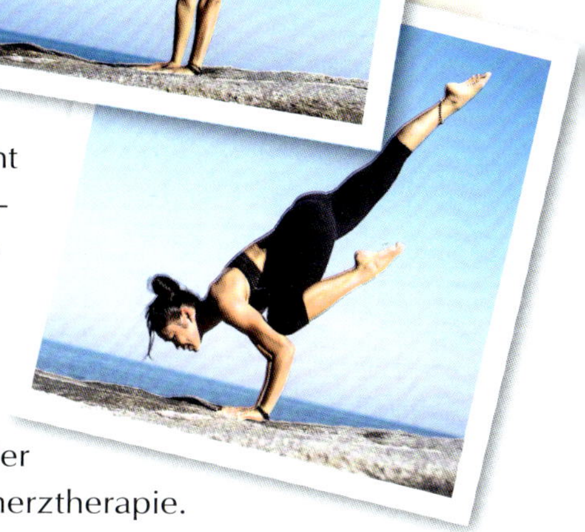

Wenn Sie ein begnadeter Yogi sind oder wenn Sie Pilates oder ähnliche Trainingsformen beherrschen, werden Sie Waving vielleicht nicht brauchen. Wenn Ihnen aber diese Techniken doch ein wenig zu mühsam sind (so wie mir) oder Sie doch nicht mehr gelenkig genug dafür sind (so wie ich), bietet Ihnen Waving eine sehr gute Alternative.

Waving greift die unglaublichen Möglichkeiten der Psyche auf und bietet ein neues System der Schmerztherapie.

Die Individualität des Menschen spielt nirgendwo eine so große Rolle wie beim Thema Schmerz. Jeder Mensch geht mit Schmerzen anders um. Entscheidend für die Intensität der Schmerzempfindung sind

- die individuelle Schmerzschwelle,
- die Lokalisation der Schmerzen (kopfnahe Schmerzen werden besonders intensiv erlebt, aber auch Zehen können besonders arg weh tun) und
- die psychische Struktur des Betroffenen.

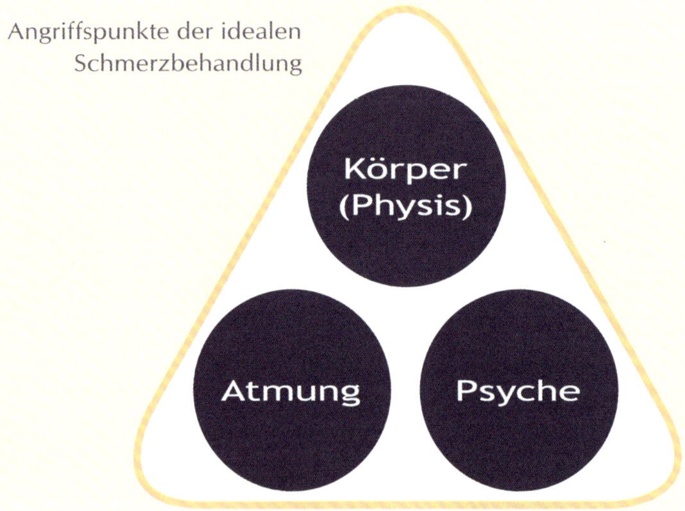
Angriffspunkte der idealen Schmerzbehandlung
Körper (Physis)
Atmung
Psyche

Wie ist ein Gelenk aufgebaut, welche Funktion hat es?

Kurze und verständliche Anatomie (Lehre vom Aufbau) und Physiologie (Lehre von der Funktion) der Gelenke

Unter dem Begriff Gelenk versteht man eine bewegliche Verbindung von zwei Knochen. Ohne Gelenke könnte sich der Mensch nicht bewegen, nicht essen, nicht atmen und folglich nicht leben. Gelenke sind also lebensnotwendig.

Wie sieht eine solche Verbindung von zwei oder manchmal auch mehr Knochen aus? Die meisten Gelenke sollen eine weitgehend reibungsarme Bewegung mit großem Bewegungsumfang gewährleisten, damit beispielsweise das Bein einen großen Schritt machen, der Arm das Obst auf dem hohen Ast des Baumes erreichen und der Brustkorb einen möglichst großen Atemzug machen kann. Andere Gelenke sind auf ein Abfedern von Bewegungen ausgelegt, also mehr auf Stabilität und Stellungskorrektur im Raum. Diese findet man z.B. im Becken (ISG, Ileosacralgelenk oder Kreuzbein-Darmbein-Gelenk) oder im Gewölbe des Fußes, wo sie wichtige Funktionen im Hinblick auf Dämpfung und Abstoß beim überaus komplizierten Abrollvorgang während des Gangzyklus haben.

Die Gelenkflächen sind zumeist mit dem sogenannten wasserreichen (hyalinen) Knorpel überzogen. Das ist eine – je nach Gelenk – etwa 2 bis

8 mm dicke Beschichtung der Enden der beiden Knochenpartner, die ein nahezu reibungsfreies Gleiten erlaubt. Die Reibung ist bei gesundem hyalinen Knorpel etwa mit der Reibung eines Eiswürfels auf einer geneigten glatten Eisfläche vergleichbar. Es besteht bei einem gesunden Gelenk also nahezu keine Reibung. Art und Ausmaß der Beweglichkeit eines Gelenkes sind maßgeblich von seiner Form und von der Festigkeit und Lage seiner Bänder abhängig.

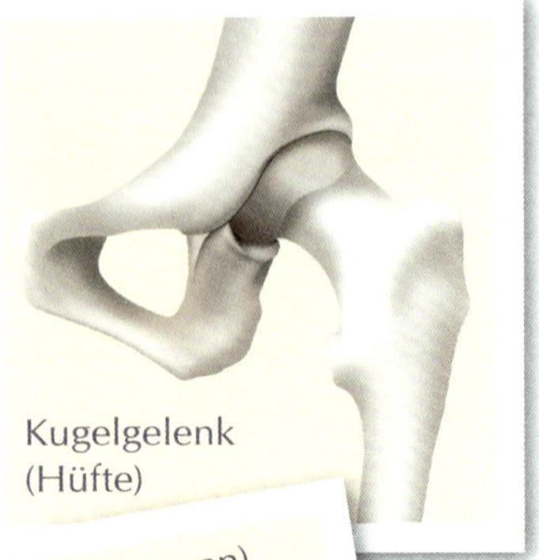
Kugelgelenk (Hüfte)

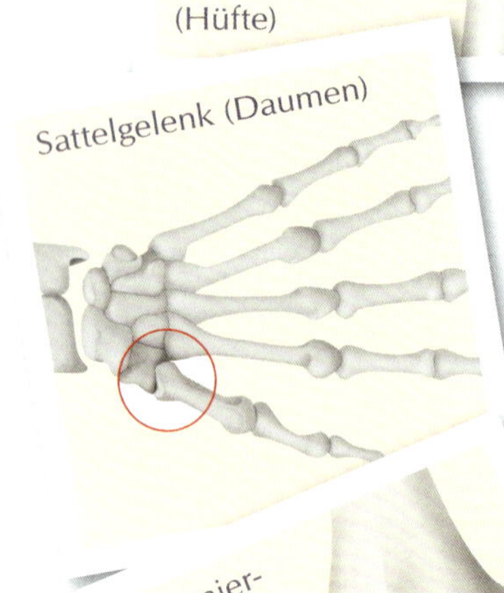
Sattelgelenk (Daumen)

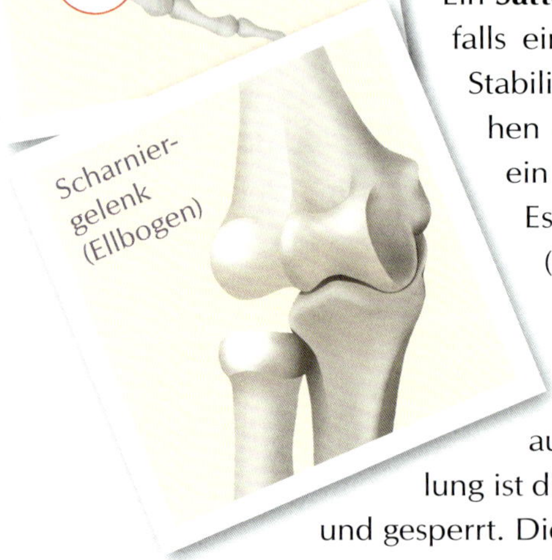
Scharniergelenk (Ellbogen)

Einige Bespiele für Gelenkformen und Gelenkbeweglichkeiten:

Kugelgelenke erlauben ein Maximum an Beweglichkeit in alle Richtungen (Schultergelenk, Fingergrundgelenke, Hüftgelenk – obwohl letzteres eher ein Nussgelenk). Diese Gelenke werden auch als Drei-Achsen-Gelenke bezeichnet.

Ein **Sattelgelenk** (Daumensattelgelenk) erlaubt ebenfalls eine große Beweglichkeit bei etwas größerer Stabilität, aber eben nur in zwei Achsen, das Drehen ist nicht möglich. Ein weiteres Beispiel für ein Zwei-Achsen-Gelenk ist das Kniegelenk: Es besteht aus zwei ungleich großen Rollen (Kondylen). Dadurch kann es gestreckt und gebeugt, aber auch nach außen und nach innen gedreht werden – und zwar nur im gebeugtem Zustand. Das ist eine äußerst ausgeklügelte Konstruktion, denn in Streckstellung ist die Drehung nicht möglich, da ist sie verblockt und gesperrt. Dies sorgt beim Gehen für die nötige Stabilität.

Ein **Scharniergelenk** ist ein einachsiges Gelenk, welches Bewegungen in nur einer Ebene erlaubt – also Beugen und Strecken (z.B. Ellbogengelenk).

Jedes Gelenk ist von einer wasserdichten Kapsel aus straffem Bindegewebe umgeben. Der Sinn dieser Kapsel ist ein mehrfacher: Sie schottet das Gelenk gegen die Umgebung ab, dient als Stabilisator und Beweglichkeitsregulator, weil in die Kapsel straffe Bänder eingebaut sind. Außerdem ernährt die an der Innenseite der Gelenkkapsel befindliche Gelenkinnenhaut (Synovialis) den Knorpel durch die Produktion von Gelenkschmiere (Synovia), da Knorpel (und ein Teil des Meniskus) über keine Gefäße verfügt und auf die Ernährung aus der Umgebung angewiesen ist. Die Bänder sind Bündel aus starken, wenig elastischen sogenannten kollagenen Fasern. Sie geben den Gelenken Festigkeit und Stabilität und regeln auch ihre Bewegungsrichtung und begrenzen gemeinsam mit der Gelenkform das Bewegungsausmaß. Bänder sind häufig in die Gelenkkapsel eingebaut oder vielmehr ein Teil dieser Kapsel (z.B. Hüfte). Eine normale Gelenkkapsel kann von einem Millimeter Dicke (Finger) bis zu einer Dicke von über 1 cm (Hüfte) reichen. Bänder können aber auch außerhalb der Gelenkkapsel verlaufen, wie z.B. das spulrunde äußere Seitenband im Knie, oder auch mitten durch das Gelenk, wie z.B. die Kreuzbänder im Knie, wobei das vordere Kreuzband den zentralen Stabilisator darstellt. Eigenartigerweise sind gerade die Kreuzbänder ebenfalls von der feinen Gelenkinnenhaut überzogen und haben Nervenenden eingelagert, die nicht nur Schmerzen signalisieren können, sondern sie geben auch Auskunft über die Stellung und Bewegung des Kniegelenkes im Raum, das heißt, dass die Bänder auch die Funktion von „Sinnesorganen" erfüllen.

Ein besonders interessanter Ansatz findet sich in diesem Zusammenhang beim Waving, da die langsamen, rhythmischen und symmetrischen Bewegungen in Verbindung mit Atemtechnik und Visualisierung gerade unsere Sinnesorgane schulen und trainieren! Waving schult also auch die Bänder und bringt dadurch unsere Gelenke weg vom Schmerz und hin zur normalen Funktion.

Jedes Gelenk braucht eine Versorgung mit Nährstoffen und den Abtransport von verbrauchten Ressourcen, also einen Austausch von Flüssigkeiten. Dies gewährleisten die Gefäße, ohne die kein Gelenk auskommt: Zuführrend und reich an Sauerstoff und Nährstoffen sind Arterien und abführend, arm an Sauerstoff, aber reich an verbrauchten Stoffen sind die Venen.

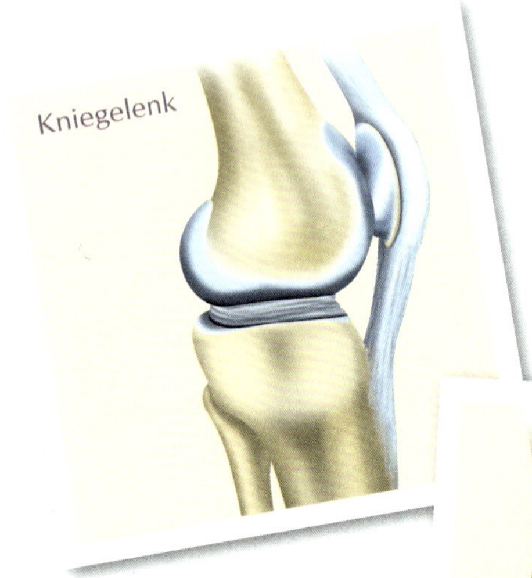

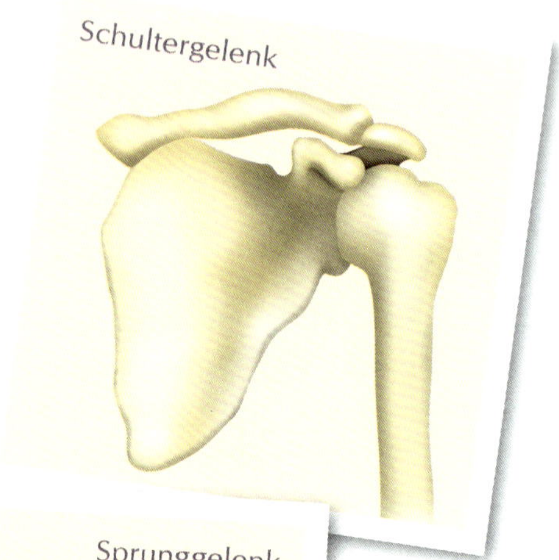

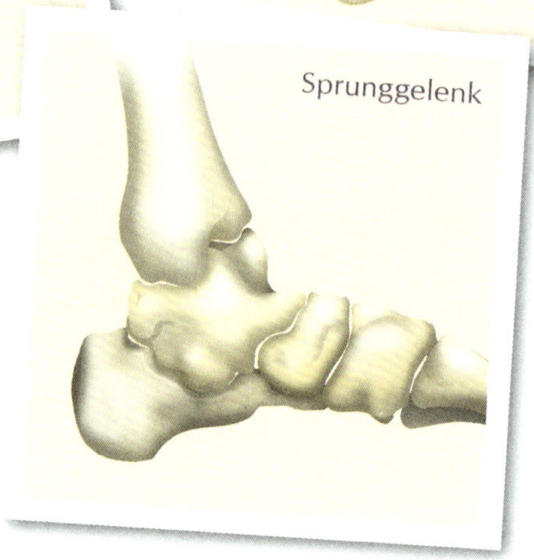

Die häufigsten Gelenkerkrankungen und ihre Behandlungen

Arthrose – Gelenkverschleiß, Gelenkabnutzung

Für ein gut funktionierendes Gelenk ist es notwendig, dass der Knochen als Trägermaterial und der Knorpelbelag als Gleitfläche in einem ausgewogenen Gleichgewicht zueinander stehen. Während Knochengewebe sehr gut durchblutet ist, finden sich im Knorpelgewebe keine Blutgefäße. Der Knorpel wird ausschließlich von der Gelenkflüssigkeit (Synovia) ernährt. Durch Belastung und Entlastung können wichtige Stoffe in den Knorpel aufgesaugt beziehungsweise Abfallprodukte aus dem Knorpel herausgepresst werden.

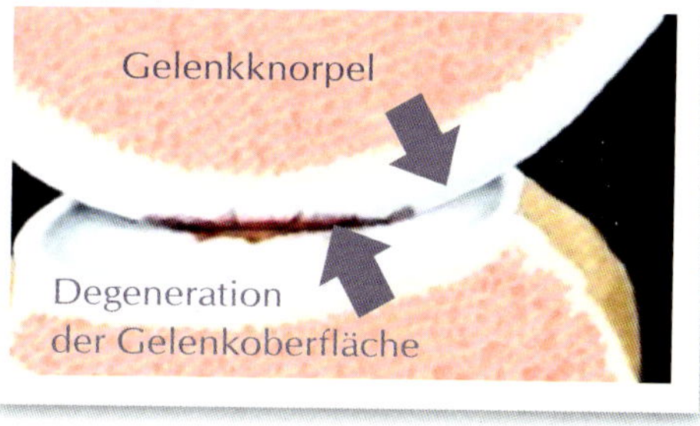

Durch sogenannte präarthrotische Faktoren (Faktoren, die zu Arthrose führen können) kann eine Störung des Gleichgewichts zwischen Knorpel und Knochen auftreten, dann ist bereits das normale Gehen für das Gelenk eine zu große Belastung und nach einer gewissen Zeit sind der Abnutzung Tür und Tor geöffnet.

Sogenannte Präarthrosen sind Umstände und Erkrankungen, die das Entstehen der Arthrose erleichtern. Darüber hinaus spielt das Alter eine Rolle: Über 60-jährige Menschen haben nahezu alle Arthrose. Auch das Geschlecht, nämlich vor allem das weibliche, begünstigt die Entstehung der Arthrose.

Faktoren, die eine Arthrose begünstigen	
Mechanische Faktoren	1. Überlastung eines Gelenkanteils durch schiefe Belastungsachse 2. Schäden im Gelenkinneren: Knorpel, Meniskus, freie Gelenkkörper u.a. 3. Instabilität nach Bandschäden oder Bänderrissen 4. Fehlbildungen 5. Unfälle und Verrenkungen 6. Übergewicht 7. Inaktivität oder Überlastung
Biologische Faktoren	1. Angeboren ungünstiger Knorpel 2. Schlechte Durchblutung des gelenknahen Knochens 3. Blutstau durch Krampfadern 4. Zuckerkrankheit (Diabetes mellitus) 5. Nervenerkrankungen 6. Hormonelle Faktoren: Schilddrüse, Klimakterium
Entzündliche Faktoren	1. Rheumatische Gelenkentzündung 2. Bakterielle (infektiöse) Gelenkentzündung 3. Gicht

Der hyaline, wasserreiche Knorpel ist ideal geeignet, um sogar große Druckübertragung ohne Schäden zu überstehen, aber er reagiert sehr empfindlich auf Scherkräfte. Diese führen zu Rissbildungen in der glatten Oberfläche. Dann folgt die Degeneration der Knorpelzellen (Chondrocyten) und die Zerstörung der Zwischenzellsubstanz. Nach und nach bricht die glatte Knorpeloberfläche auf und die Knorpelsubstanz geht langsam zugrunde. Es bilden sich zunächst Risse, dann Lappen, die Gleitfläche wird dünner und sehr rau. In der Folge sieht man Knochen durchscheinen. Bereits in frühen Phasen erkrankt der Knochen mit und bildet zur Oberflächenflächenvergrößerung Knochensporne und Knochenleisten, die aber leider doch nur zur weiteren Verschlechterung beitragen und durch Reibung die Entzündung nur noch verschlimmern. Der im Gelenk anfallende Knorpelabrieb hat negative mechanische und enzymatische Eigenschaften: Er löst den Knorpel weiter auf – ein Teufelskreislauf. Besonders häufig erkranken Knie, Hüfte, Hände, Wirbelsäule und Schultern.

Häufigkeit, mit der bestimmte Gelenke an Arthrose erkranken

Knie	62 %
Hüfte	39 %
Daumen/Finger	30 %
Lendenwirbelsäule	28 %
Schulter	27 %
Großzehe	18 %
Handgelenk	17 %
Oberes Sprunggelenk	12 %

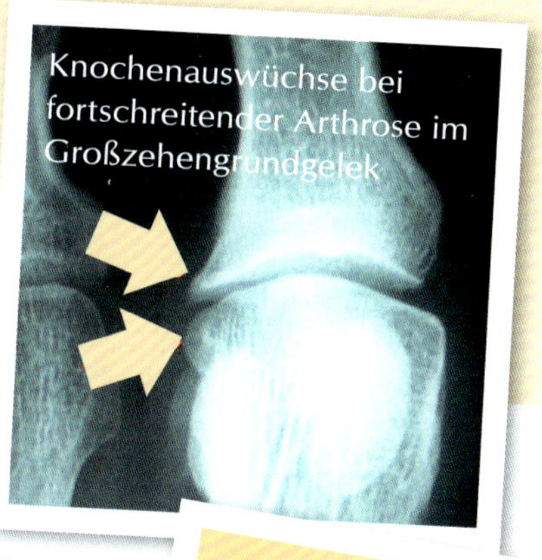
Knochenauswüchse bei fortschreitender Arthrose im Großzehengrundgelek

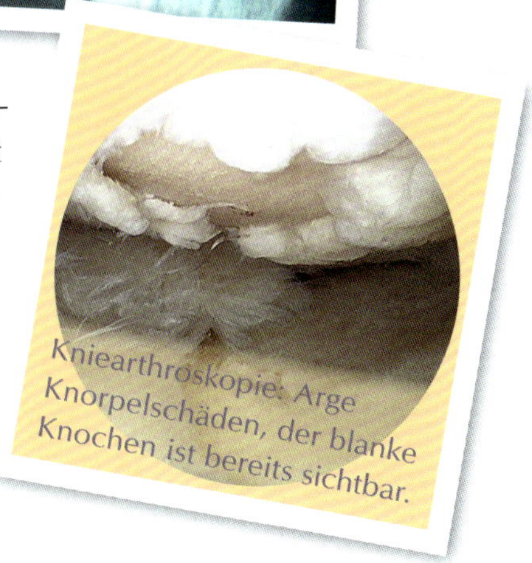
Kniearthroskopie: Arge Knorpelschäden, der blanke Knochen ist bereits sichtbar.

Die Arthrosekrankheit kann zwar manchmal völlig frei von Symptomen und Beschwerden verlaufen, häufig stellen sich aber Schmerzen, Entzündungen mit Hitze und Schwellungen, Steifigkeit der betroffenen Gelenke, knarrende und schmerzhafte Geräusche bei der Bewegung und Belastung sowie nicht zuletzt eine psychische Beeinträchtigung ein. Obwohl Arthrosebeschwerden nicht bestimmten Regeln gehorchen, sind doch Häufungen von schmerzhaften Zuständen im Herbst und im Frühjahr zu finden.

Spezialisierte Ärzte bieten eine Fülle von konservativen und operativen Methoden an. Ziel aller Behandlungen ist es, Reizzustände und Ent-

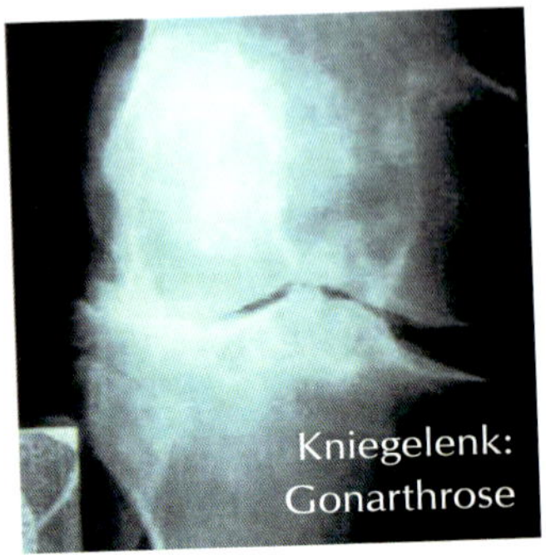

Kniegelenk: Gonarthrose

zündungen zu bremsen, Schmerzen zu beseitigen und Regelkreise zu normalisieren, also den Teufelskreislauf aus Knorpelzerstörung und Abrieb zu durchbrechen.

Am Beginn stehen physikalische Maßnahmen und Physiotherapie. Bei diesen Therapien handelt es sich um sogenannte Reflextherapien, also Maßnahmen, die durch Reize in der Peripherie gesetzt und durch entzündungshemmende Medikamente ergänzt werden können. Sollten diese Therapien nicht zum Erfolg führen, können Punktionen, Injektionen von Kortison/Lidocain oder Hyaluron (Knorpelschutz, Knorpelaufbau) oder eigenem angereicherten Plasma (ACP) eingesetzt werden.

Waving ist optimal dafür geeignet, Arthrosepatienten über das aktivierte und besonders schmerzhafte Stadium nebenwirkungsfrei hinwegzuhelfen. Im chronischen Stadium, wenn keine besonderen Schmerzen plagen, kann Waving sehr gut zum Muskelaufbau und zur Muskeldehnung sowie zur Funktionsverbesserung von Gelenken eingesetzt werden.

Falls operative Maßnahmen erfolgen müssen, können je nach Ausmaß des Schadens

- arthroskopische Methoden mit Glättungen, Entfernungen von gerissenem Gewebe (z.B. Meniskus), Bandersatz, Knorpel-/Knochenbearbeitung mit Stimulation von Stammzellen, Knorpelimplantaten oder Entfernungen rheumatisch oder bakteriell entzündeter Gelenkinnenhaut (Synovektomie) durchgeführt werden.
- Bei größeren Achsenabweichungen werden die Belastungsachsen durch sogenannte Umstellungen korrigiert.
- Gelenke können teilweise oder ganz entfernt (im Zehenbereich) oder versteift werden.
- Teil- oder ganze Endoprothesen (Gelenkersatz) können zum Einsatz kommen.

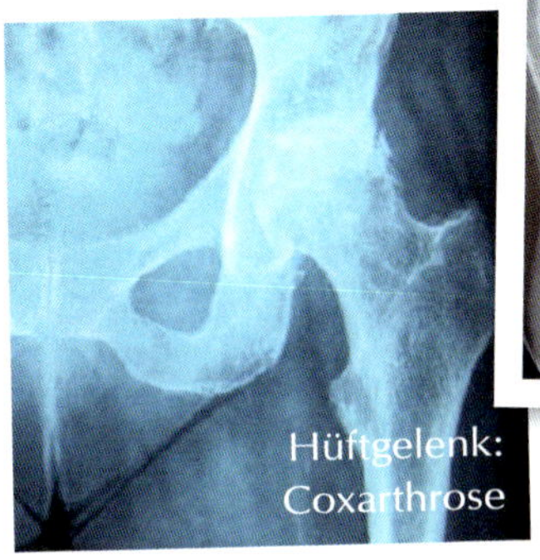

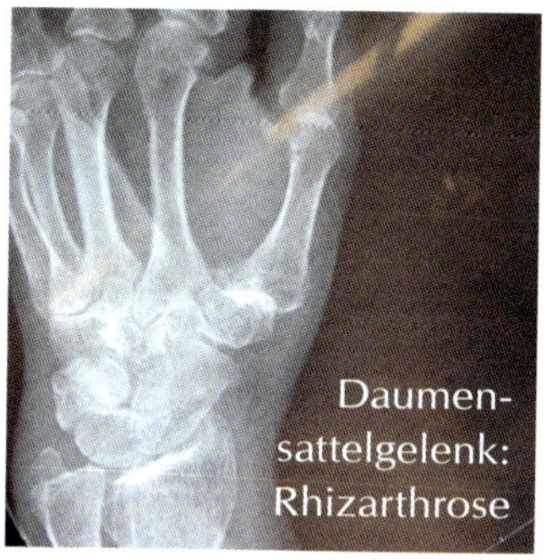

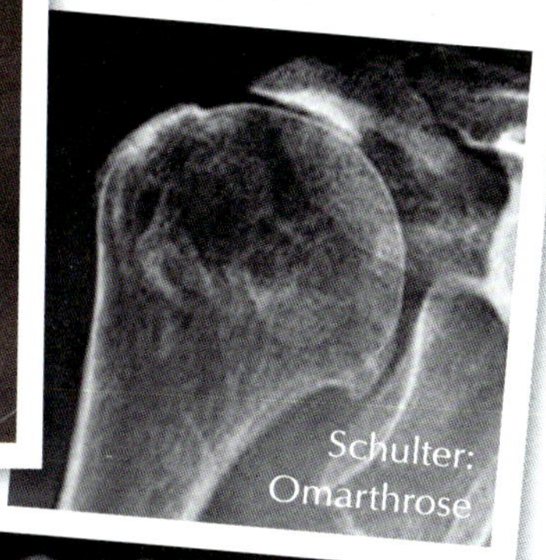

Großzehengrundgelenkarthrose (wird auch Hallux rigidus genannt). Links bereits operiert (Versteifung). ➡

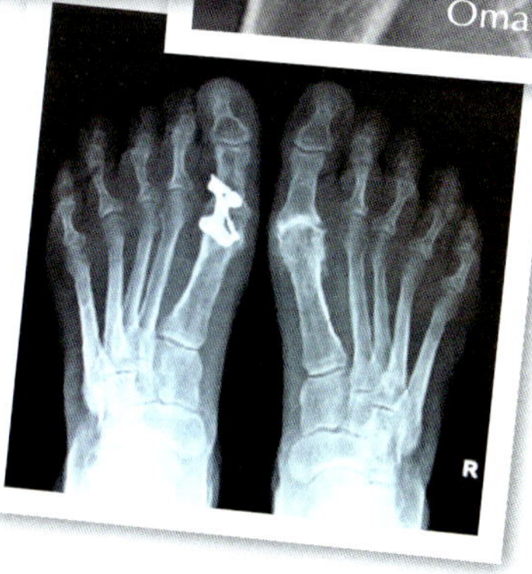

Arthritis – Gelenkentzündung

Arthros bedeutet Gelenk und *-itis* heißt in der medizischen Terminologie Entzündung. Arthritis heißt also – im Gegensatz zur Arthrose – entzündliche Gelenkerkrankung, während Arthrose die Verschleißerkrankung, also die Abnutzung, beschreibt. Interessanterweise kommt die Forschung allerdings immer mehr zur Ansicht, dass auch die Arthrose mit Entzündung einhergeht.

Arthritis wird entweder durch Faktoren verursacht, die aus dem Köper selbst kommen. Also durch abgelagerte Harnsäurekristalle (Gicht) oder Immunkörper, die sich gegen Anteile des eigenen Körpers richten (Rheuma), oder bei der Schuppenflechte (Psoriasis-Arthritis). Die Arthritis kann aber auch durch eine Infektion mit Bakterien oder Viren verursacht werden, dann sprechen wir von einer bakteriellen (oder viralen) Arthritis.

Gicht (Arthritis urica)

Die Gicht geht häufig mit Übergewicht, Bluthochdruck und Zuckerkrankheit einher. Es handelt sich um eine Stoffwechselstörung des sogenannten Purinstoffwechsels. Aufgrund einer schlechten Harnsäureausscheidung seitens der Niere kommt es zum Anstieg des Harnsäurespiegels im Blut. Harnsäurekristalle setzen sich dann in Gelenken und Weichteilen fest. Etwa 3 % der erwachsenen Bevölkerung erkranken an Gicht, wobei Männer circa 30-mal häufiger betroffen sind. Bei einem Drittel sind schon früher Familienmitglieder erkrankt.

Die erste Erfahrung mit seiner Krankheit macht der Patient häufig aus völliger Gesundheit im Rahmen eines sogenannten Gichtanfalls: Es kommt zu einer akuten und häufig außerordentlich schmerzhaften Gelenkentzündung, wobei das Großzehengrundgelenk, das Kniegelenk, das Sprunggelenk oder andere Fußgelenke betroffen sein können (in absteigender Häufigkeit). Demgegenüber steht die chronische Gicht mit immer wiederkehrenden Gelenkentzündungen, welche Schäden am Gelenkknorpel und am gelenknahen Knochen auslösen. Häufig ist die Miterkrankung von Sehnen und Weichteilen.

Der Gichtanfall wird mit nicht steroidalen Antirheumatika (z.B. Voltaren, Rheutrop, Deflamat, Xefo und vielen anderen) und Infiltrationen mit Kortison behandelt. Die chronische Gicht wird mit Medikamenten, die entweder die Harnsäureentstehung hemmen oder die Harnsäureausscheidung fördern, behandelt (z.B. Allopurinol). Sehr wichtig sind die purinarme Kost, Gewichtsreduktion und wenig Alkohol.

Während eines Gichtanfalls sind eher Ruhe und Entzündungshemmung angezeigt. Waving kann als Unterstützung mit sehr leicht (Stufe Soft) betriebenen Übungen eine sehr gute Hilfe bei der Schmerzbekämpfung sein. Das konzentrierte „Abatmen“ der Schmerzen ist effektiv und hilft, Medikamente zu sparen. Im chronischen Stadium können Sie dann beim Waven über die Stufen Medium und Strong trainieren und Gelenkfunktion sowie Muskulatur verbessern und so Prophylaxe betreiben, um dem nächsten

Gichtanfall – gemeinsam mit Diät und eventuell Medikamenten – vorzubeugen.

Gichtdiät	
Erlaubt	**Besser meiden**
Tee Kaffee Kakao Fruchtsäfte Milch Joghurt Käse Topfen (Quark) Eier Brot Gebäck Kuchen Magere Fleisch- und Fischgerichte in gekochter Form Pflanzliche Öle und Fette Reis Eierteigwaren Kartoffeln Gries Alle Obst- und Gemüsesorten bis auf die verbotenen (siehe rechts) Mäßig Salz Milde Gewürze	Größere Alkoholmengen Weißbrot Semmeln Germ Cremetorten Fleisch-, Geflügel-, Fisch- und Brühwürfelsuppen Fettreiche beziehungsweise panierte Fleisch- oder Fischgerichte Geflügel aller Art Zunge Leberwurst Sämtliche Innereien In Öl eingelegte Fische Speck Schmalz Mayonnaisen Marinaden Remoulade Fleischextrakt Spinat Karfiol (Blumenkohl) Hülsenfrüchte Spargel Pilze Scharfe Gewürze wie Senf und Pfeffer

Rheuma

Unter Rheumatismus versteht man eine entzündliche Erkrankung, die mehrere Gelenke und auch innere Organe befällt. Bis zu 5 % der Gesamtbevölkerung leiden an entzündlichen rheumatischen Erkrankungen.

Etwa 2 % der Bevölkerung sind an chronischer Poliarthritis erkrankt, wobei Frauen fünfmal häufiger betroffen sind als Männer.

Chronische Polyarthritis (rheumatoide Arthritis)

Die Erkrankung betrifft den gesamten Körper, sie ist chronisch, entzündlich und verläuft in Schüben. Sie ist nicht ansteckend. Das Befallmuster der Gelenke ist symmetrisch, das bedeutet, dass zumeist beide Knie oder beide Hände gefallen werden. Bei 80 % der Patienten beginnt die Erkrankung mit immer wiederkehrenden Gelenkschmerzen und Gelenkschwellungen, vor allem an den Handgelenken und an den Zehengelenken. Bei etwa 20 % der Patienten beginnt die Erkrankung am Knie, seltener auch an Schulter, Hüften, Sprunggelenk oder Ellbogengelenk.

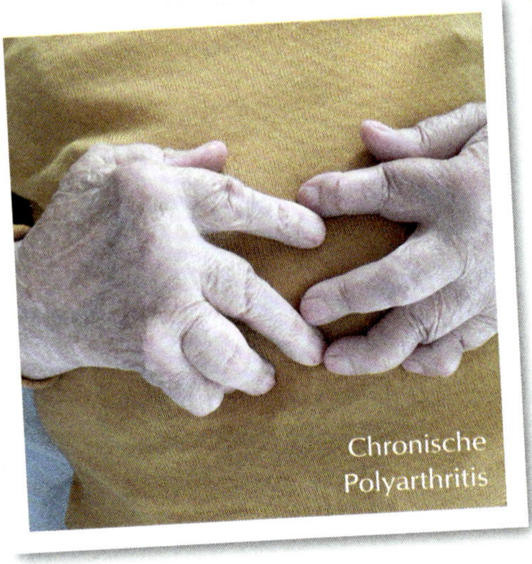
Chronische Polyarthritis

Die Patienten berichten über eine Steifheit in den Hand- und Fingergelenken, insbesondere morgens (Morgensteifigkeit). Im Unterschied zu anderen Erkrankungen dauert die Morgensteifigkeit bei der primär chronischen Polyarthritis eine Stunde und länger.

Wie diese Erkrankung entsteht, weiß man bis heute nicht vollständig. Es gibt Vermutungen, dass eine entsprechende genetisch erbliche Vorbelastung eine Rolle spielt, weiters der Kontakt mit verschiedenen Erregern (Viren, Bakterien) sowie eine Störung in der Regulation des körpereigenen Abwehrsystems (Autoimmunerkrankung).

Die körpereigene Immunabwehr schießt offenbar über das Ziel hinaus und wendet sich dabei auch gegen körpereigene Bestandteile. Die körpereigenen Proteine werden dann als Antigene geortet, gegen die Antikörper gebildet werden. Die Folge sind entzündliche Reaktionen. Durch die Aktivierung verschiedener Abwehrzellen werden Enzyme freigesetzt, die ihrerseits Knorpel und Knochen zerstören.

Die chronische Polyarthritis ist derzeit nicht heilbar, aber durch den Einsatz von sogenannten Basistherapeutika und nicht steroidaler (ohne Kortison) Antirheumatika (NSAR) gelingt es, die Krankheit positiv zu beeinflussen. Zusätzliche unterstützende physikalische Behandlungen und bei Bedarf auch Operationen helfen dem Rheumapatienten, ein einigermaßen normales Leben zu führen.

Waving wird Ihnen helfen, die rheumatisch entzündeten und schmerzhaften Gelenke und Muskeln positiv zu beeinflussen. Auch hier gilt: Im akuten Schmerzanfall ist die Stufe „Soft" zu üben, wenn die akute Entzündung abgeflaut ist (Remission), kann wieder intensiver geübt werden. Dies gilt für jede Form der rheumatischen Arthritis.

Psoriasis-Arthritis

Bei der Schuppenflechte kommt der entzündliche Gelenkbefall meist erst später als die Erkrankung der Haut. Der Hautbefall reicht von mehreren kleinen versteckten Hautbezirken bis zum Ganzkörperausschlag. Zwischen dem Auftreten der ersten Hautausschläge und der Erkrankung der Gelenke können sogar Jahre vergehen.

Die Krankheit wird mit folgendermaßen behandelt: NSAR, Infiltrationen und eventuell Entfernung der entzündeten Gelenkinnenhaut im erkrankten Gelenk.

Bakterielle Arthritis

Hierbei gelangen Erreger in das Gelenk. Dies kann entweder durch eine Wunde oder eine Operation (direkte Infektion) geschehen oder von einem irgendwo im Körper befindlichen Eiterherd ausgehen, wodurch sich die Erreger über die Blutbahn oder über die Lymphwege verbreiten.

Unbehandelt kann die bakterielle Gelenkentzündung ein schweres, ja sogar tödliches Krankheitsbild darstellen. Meist zerstört die bakterielle Entzündung Knorpel und Knochen des entsprechenden Gelenkes und führt nicht selten zu einer Gelenkversteifung.

Die Behandlung besteht in einer möglichst vollständigen Entfernung der Eiterung und der entzündeten Gelenkinnenhaut. Zusätzlich müssen hoch dosiert Antibiotika verabreicht werden.

Diese Erkrankung ist eine der wenigen Kontraindikationen für Waving. Das kranke Gelenk und die gesamte Gliedmaße bedürfen neben der richtigen Behandlung einer Zeit der Ruhe.

Borreliose

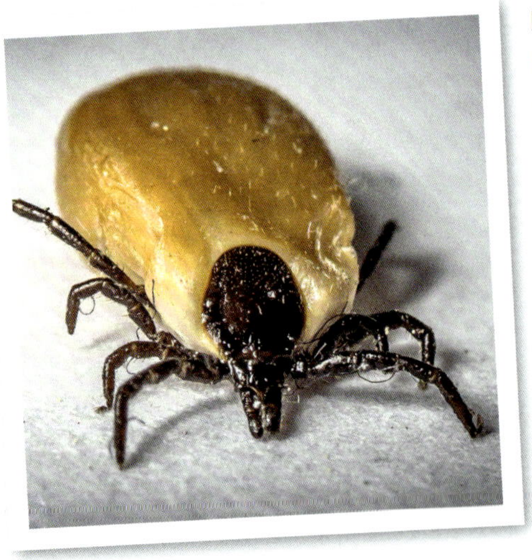

Die Borreliose ist ebenfalls eine Krankheit, die durch eine Infektion entsteht. Die Infektion erfolgt meist durch einen Zeckenbiss. Der Körper wird mit Spirochäten infiziert, die sich sehr langsam in den Gelenken, im Herzen, in der Haut und im Zentralnervensystem vermehren. Zwischen wenigen Tagen und drei Wochen tritt im Einstichbereich ein ringförmig begrenzter Ausschlag auf. Später können flüchtige und unspezifische allgemeine Symptome auftreten: Fieber, Kopfschmerzen, Gelenk- und Muskelschmerzen sowie Abgeschlagenheit.

Rechtzeitig erkannt, ist die Borreliose durch Antibiotika heilbar. Diese müssen mindestens drei Wochen gegeben werden. In Spätstadien können bleibende Schäden im Zentralnervensystem, in der Haut und in Gelenken auftreten.

Häufige andere Erkrankungen/Probleme von Gelenken & Weichteilen

Impingement

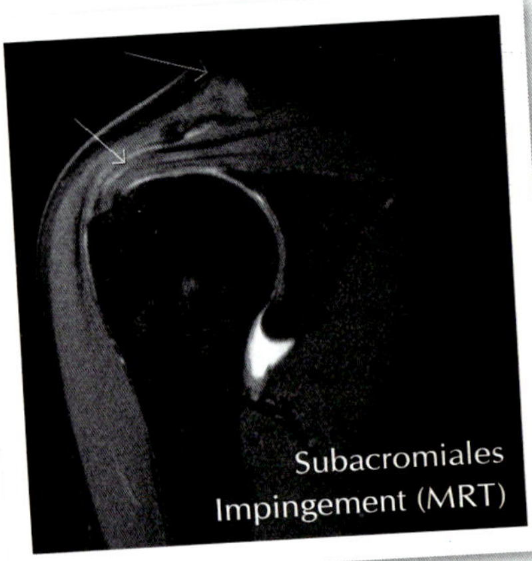
Subacromiales Impingement (MRT)

Die Hebesehne des Oberarmes klemmt sich aufgrund von degenerativen und entzündlichen Vorgängen unter dem Schulterdach ein. Eventuell entsteht mit oder ohne Einklemmung ein Kalkdepot, das zur Entzündung führen kann.

Die Therapie besteht aus Dehnungsübungen, manuellen Techniken, Waving, Salben, Infiltrationen, Medikamenten, physikalischen Behandlungen, evtl. Stoßwellen oder auch einer Operation.

Golf- und Tennisellbogen

Hierbei handelt es sich um eine Entzündung der Muskelansätze an der Innenseite (Golfarm) oder an der Außenseite des Ellbogens (Tennisarm). Ursachen sind stereotype, gleichförmige immer wiederkehrende Bewegungen und dadurch Überlastung.

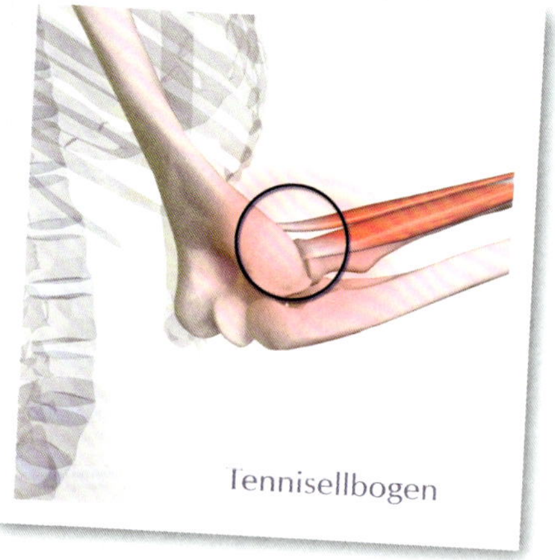
Tennisellbogen

Die Therapie besteht aus Dehnungsübungen, manuellen Techniken, Waving, Salben, physikalischen Behandlungen, Infiltrationen, evtl. Stoßwelle oder Operation.

Sehnen- und Sehnenscheidenentzündungen

Sie treten meist am Handgelenk auf oder als schnellender Finger (Schnappfinger).

Die Therapie besteht aus Ruhigstellung, physikalischen Behandlungen, Waving, Infiltrationen und evtl. einer Operation.

CTS

Darunter versteht man eine Einklemmung des mittleren Handnervs im sogenannten Karpaltunnel.

Die Therapie besteht in Ruhigstellung, Dehnungen, Waving, physikalischen Behandlungen, Infiltrationen oder einer Operation.

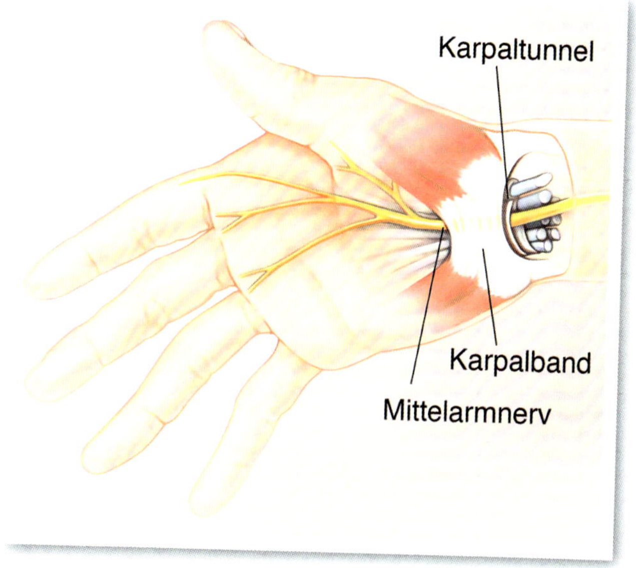

Karpalband: Straffes Gewebe wird bei einer Operation durchtrennt, entlastet so den Nerv.

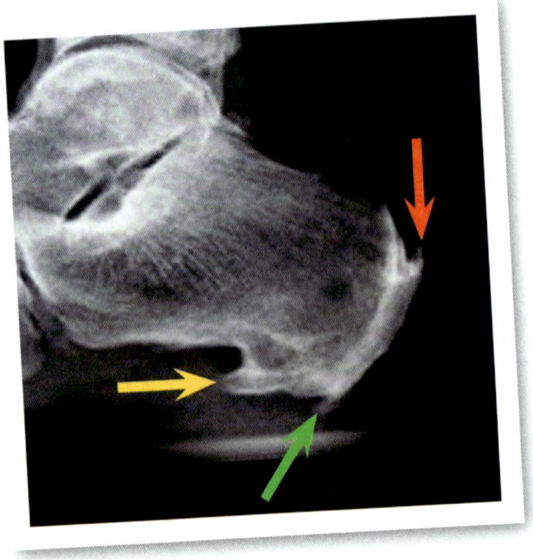

Fersensporn

Der Fersensporn ist eine Entzündung des Fußsohlenbandansatzes mit oder ohne Knochensporn.

Die Therapie besteht aus Spezialeinlagen, Dehnungen der Wade und Fußsohle, physikalischen Behandlungen, Infiltrationen, evtl. Stoßwelle oder einer Operation.

Ein spornreicher Fuß
Gelber Pfeil: Der eigentliche Fersensporn ist der untere.
Roter Pfeil: Oberer Fersensporn.
Grüner Pfeil: Ein zusätzlicher kleiner unterer Fersensporn.

Hallux valgus

Hierbei handelt es sich um eine Fehlstellung der Großzehe aufgrund biomechanischer Probleme.

Die Therapie besteht aus Spezialeinlagen, Dehnungen und Kräftigung der Wade und der kurzen Fußmuskulatur, Waving oder einer Operation.

Hammerzehen

Darunter versteht man Fehlstellungen der dreigliedrigen Zehen auf Grund biomechanischer Probleme.

Die Therapie besteht aus Spezialeinlagen, Dehnungen und Kräftigung der Wade und der kurzen Fußmuskulatur, Waving oder einer Operation.

Muskeln und Sehnen

Sie sind der Motor, der die Bewegung erst ermöglicht, und die „Bowdenzüge", die die Kraft des Motors in die tatsächliche zielgerichtete Bewegung umsetzen. Während die Muskeln meist weitgehend gerade oder schräg zur Knochenachse verlaufen, werden die Sehnen (wie die Seile von Seilbahnen) häufig an bindegewebigen Ösen oder in Knochenrinnen umgeleitet, damit ihr Zug die meist sehr komplexe benötigte Bewegung verwirklichen kann. Die dazu notwendige Ansteuerung erledigen die zu den jeweiligen Muskeln verlaufenden Nerven. Die ihnen übergeordneten Kommandos erfolgen im Gehirn und im Rückenmark. Ihrerseits bekommen Gehirn und Rückenmark Signale von den Muskeln und Gelenken, um über Stellung, Bodenbeschaffenheit, Widerstand in Luft oder Wasser, Muskelspannung und anderes Informationen zu erhalten. Damit schließt sich der Regelkreis der Bewegung.

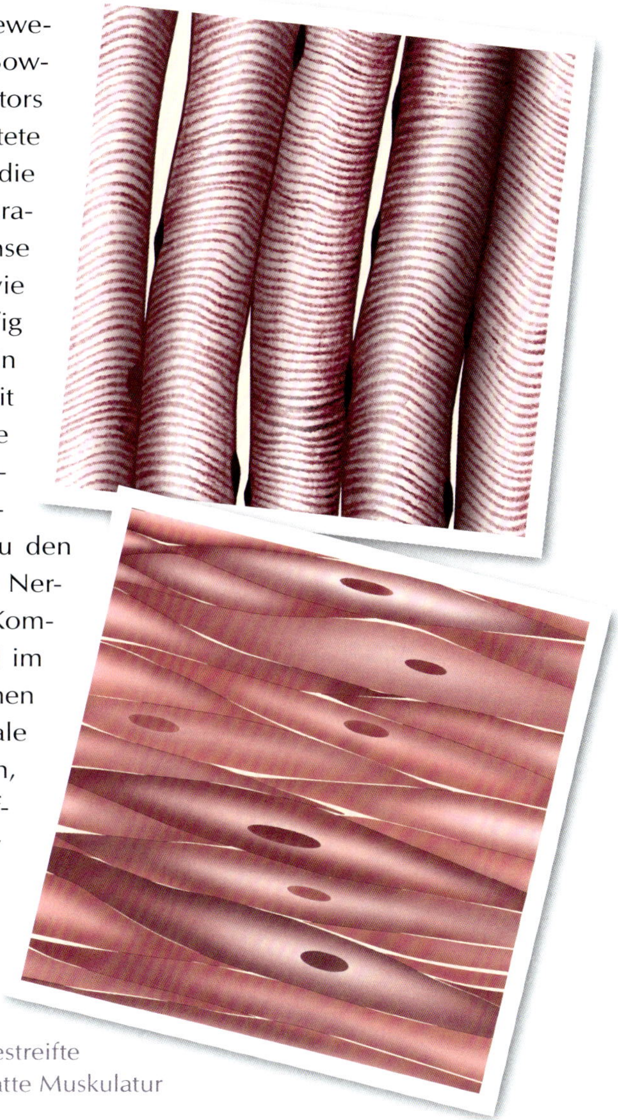

Quergestreifte
und glatte Muskulatur

Aufbau, Funktion und Erkrankungen der Wirbelsäule

Kurze und verständliche Anatomie (Lehre vom Aufbau) und Physiologie (Lehre von der Funktion) der Wirbelsäule

Die Wirbelsäule, auch Achsenorgan oder Rückgrat genannt, stützt den gesamten Körper und macht das Leben in der uns bekannten Form erst möglich. Sie ist der zentrale, tragende Knochenapparat, um den der gesamte Körper aufgebaut ist. Sie ist dafür verantwortlich, dass der Körper nicht zu einer gestaltlosen Masse wird, sondern dass er im wahrsten Sinn des Wortes in Form gehalten wird. Darüber hinaus ist die Wirbelsäule maßgeblich daran beteiligt, dass sich der Mensch aufgerichtet hat und auf seinen Beinen gehen kann. Die Wirbelsäule hat aber nicht nur diese wichtige Stützfunktion, sondern auch eine Schutzfunktion für das Rückenmark und seine Ausläufer (Nerven). Weiters ist die Wirbelsäule ein zentraler Ursprung für Muskeln und Bänder, die wichtige Funktionen bei der Fortbewegung und beim Erhalt der äußeren Form ausüben. Überdies bietet die Wirbelsäule als Ursprung der Rippen und der dazugehörigen Rippenmuskulatur ein wichtiges Fundament für die Atmung. Nicht zuletzt fungiert die Wirbelsäule auch als Dämpfungsorgan. Die 23 Bandscheiben und die doppelte S-Form der Wirbelsäule haben eine wichtige Stoßdämpferfunktion, welche durch Absorption der kinetischen Energie das empfindliche Gehirn vor unnötigen Stößen schützt. Da die Wirbelsäule das gesamte Gewicht des Körpers trägt, ist sie von oben nach unten betrachtet konisch aufgebaut, das bedeutet, dass die Halswirbel relativ zart sind, die Brustwirbel bereits an Masse zulegen und die Lendenwirbel und insbesondere auch das Kreuzbein, das wie ein Schlussstein eines Steinbogens zwischen den Beckenknochen liegt, besonders kräftig ausgebildet sind. Diese Massen- und Größenausbildung spiegelt sich auch in der Beweglichkeit der einzelnen Wirbelabschnitte wider. So sind die zarten Halswirbel – und hier insbesondere die Kopfgelenke – besonders beweglich, um dem Kopf eine möglichst maximale Orientierung im Raum zu gestatten. Der Kopf muss in der Lage sein, dem Gehirn möglichst viele Informationen zu liefern. Dies betrifft sowohl optische als auch akustische und olfaktorische (Geruch) Reize. Der Kopf muss in jede erdenkliche und möglichst optimale Lage gebracht werden können, um so viele Informationen wie möglich aus der Umwelt aufzunehmen. Die Brustwirbelsäule ist bereits deutlich weniger beweglich, ihre Funktion ist es, dem Brustkorb ein gutes Widerlager zur Atmung zu geben und den Rumpf zu stabilisieren. Die Lendenwirbelsäule zeichnet sich sowohl durch die Größe und das Volumen ihrer Wirbel aus, um dem hier schon gesteigerten Körpergewicht Rechnung zu tragen,

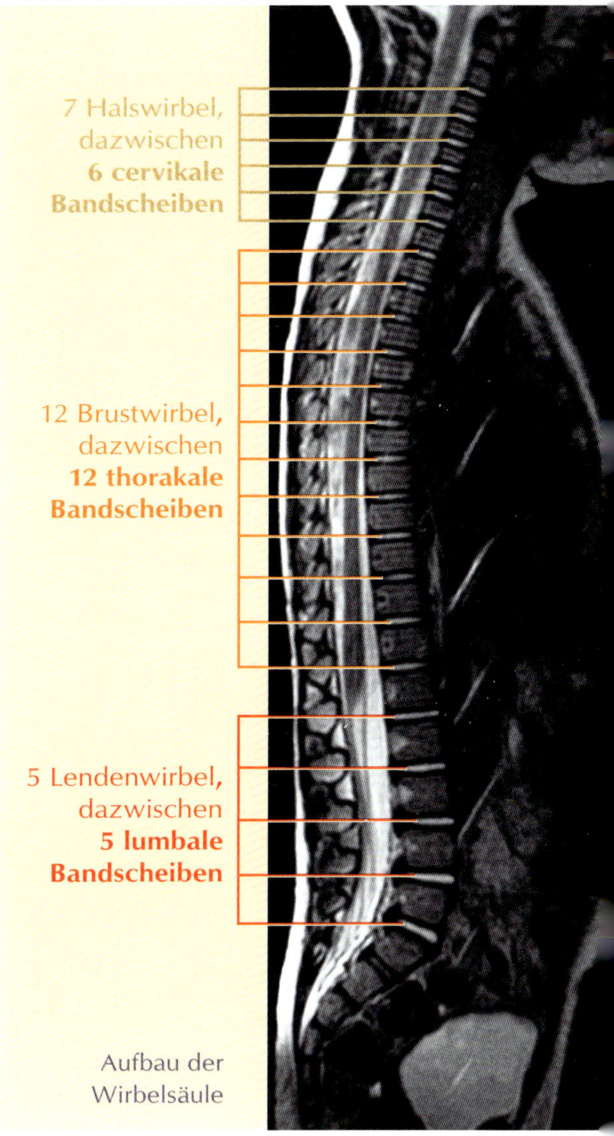

Aufbau der Wirbelsäule

als auch durch eine relativ gute Beweglichkeit aus. Möglicherweise ist das der Grund, dass die meisten Beschwerden im Stütz- und Bewegungsapparat des Menschen in diesem Bereich angesiedelt sind.

Wirbel

Die Wirbelsäule besteht aus 24 freien Wirbeln, wovon 7 Wirbel auf die Halswirbelsäule entfallen, 12 Wirbel werden der Brustwirbelsäule zugerechnet und 5 Wirbel gehören der Lendenwirbelsäule an. Nach unten – als Verbindung zum Becken – kommt das Kreuzbein, ein großer, trapezartiger Knochen, der aus 5 verschmolzenen Einzelwirbeln entstanden ist. Weiter unten läuft dann die Wirbelsäule im Steißbein aus, welches der Schwanzanlage unserer Vorfahren entspricht und beim Menschen nur noch die Funktion als Ursprung von Muskeln und Bändern des Beckenbodens hat. Auch das Steißbein ist in der Regel aus verschmolzenen Einzelwirbeln aufgebaut, nämlich zwischen 4 und 8 Wirbelknochen.

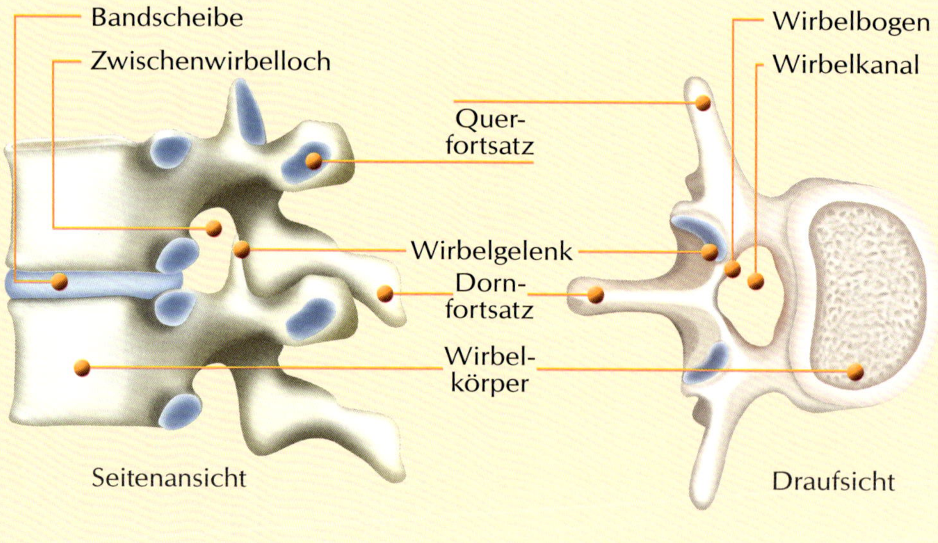

Ein Bewegungssegment mit zwei Wirbeln und Bandscheibe

Jeder Wirbelkörper verfügt über sogenannte Fortsätze. Das sind Knochenleisten, die aus dem quaderförmigen Wirbelkörper herausstehen. Sie dienen der Befestigung von wichtigen Bändern und Muskeln. Es gibt auch je ein paar obere und untere Gelenkfortsätze, die zur Bildung von Gelenkverbindungen mit dem jeweiligen oberen und unteren Wirbel dienen. Daraus entsteht eine richtige Gliederkette, in die zur Dämpfung und als weitere Bewegungselemente die Bandscheiben eingelassen sind.

Bandscheiben – Disci intervertebrales

Bandscheiben kommen zwischen dem 2. Halswirbel und dem Kreuzbein vor, es gibt sie also entlang der ganzen Wirbelsäule von der Halsregion über die Brustwirbelregion bis in den Lendenbereich. Sie bestehen außen aus einem Faserring und haben einen gelartigen Kern. Diese beiden Strukturen sind miteinander fest verwachsen. Der Name Galertkern ist eigentlich irreführend, da das Innere der Bandscheibe eher wie festes Krebsfleisch aussieht. Die Zwischenwirbelscheiben (Bandscheiben) verbinden die Endplatten benachbarter Wirbelkörper. Die Bandscheiben sind die Stoßdämpfer der Wirbelsäule. Sie absorbieren die Kräfte, die zum Beispiel beim Gehen oder Springen auftreten, und schirmen so das Gehirn bestmöglich vor zu viel und zu schneller Beschleunigungsenergie ab. Man kann die Bandscheiben mit Wasserkissen vergleichen, die Druck gleichmäßig verteilen und sich in alle Richtungen verbiegen können. Bei Biegung der Wirbelseile weicht der Galertkern zur anderen Seite aus. Der straffe

Lagebeziehung der Nerven (gelb dargestellt) zu Bandscheiben und Wirbeln

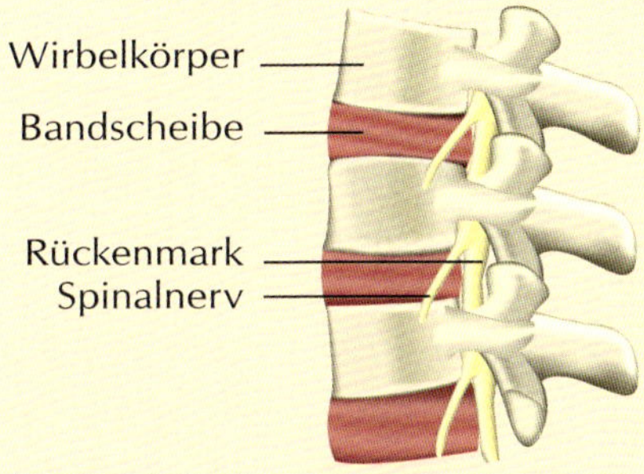

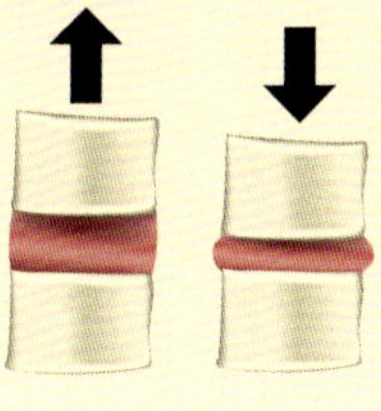

Die Bandscheibe nimmt bei Entlastung Gewebeflüssigkeit auf (links). Sie gibt bei Belastung die Flüssigkeit wieder ab (rechts).

äußere Ring gibt der Bandscheibe und damit auch der ganzen Wirbelsäule bei Biegebeanspruchung große Festigkeit. Alle Bandscheiben zusammen ergeben etwa ein Viertel der Gesamtlänge der Wirbelsäule. Ein gesunder Mensch ist am Abend etwa 3 cm kleiner als morgens, da Flüssigkeit aus den Bandscheiben gepresst wird. Während der Nacht ist die Belastung beim Liegen deutlich geringer und die Flüssigkeit wird durch Diffusion wieder in die Bandscheiben zurückgepumpt.

Bänder

Die Bandscheiben geben der Wirbelsäule Beweglichkeit, aber auch eine gewisse Festigkeit, welche durch die Bänder zusätzlich erhöht wird. Sehr wichtige Bandstrukturen sind das vordere und das hintere Längsband, welche die Wirbelsäule wie ein Schlauch umschließen. Weitere Bänder ziehen zwischen den Querfortsätzen und zwischen den Wirbelkörpern selbst. Sie besitzen eine gewisse eigene Elastizität, die es der Wirbelsäule ermöglicht, nach Bewegungen oder Verbiegungen ihre ursprüngliche Form wiederzugewinnen – sie unterstützen dadurch wie Federn die Kraft der Muskeln.

Muskeln

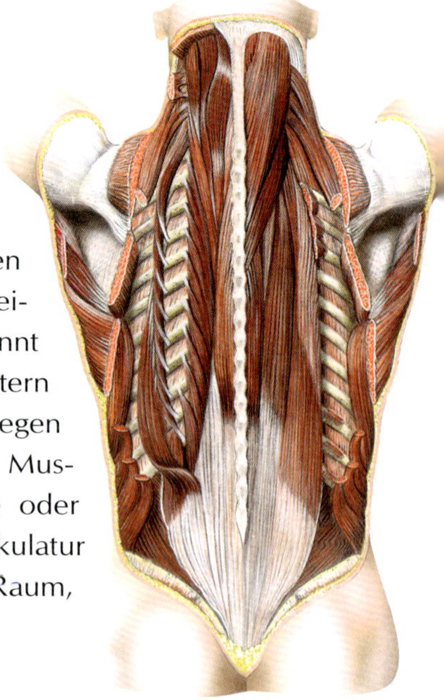

Die Wirbelsäule ist von kräftiger Muskulatur nahezu allseitig umgeben. Die Muskeln sind in mehreren Schichten angeordnet. Vom Rücken her gesehen bilden der Trapezmuskel im oberen Wirbelsäulenbereich und der Latissimusmuskel weiter unten die oberste Muskelschicht. Sie verspannt die Dornfortsätze der Wirbel mit den Schulterblättern und den Oberarmen. In der zweiten Schicht liegen Schulterblattheber und Rautenmuskel. Die tiefe Muskelschicht bildet die sogenannte bodenständige oder autochthone Muskulatur. Die Gesamtheit der Muskulatur dient der Stellungskorrektur der Wirbelsäule im Raum, den Bewegungen des Rückens, aber auch dem Ausgleichen von passiven, von außen auf den Körper einwirkenden Kräften.

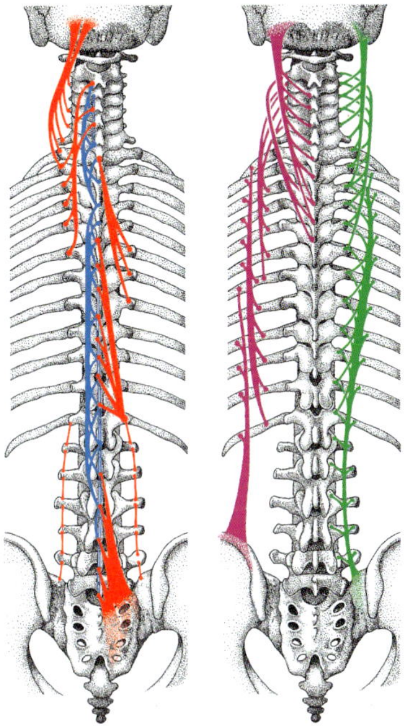

Schematische Darstellung der tiefen Muskelschichten

Rückenmark, Nerven und ihre Hüllen

Das Rückenmark besteht aus einer zentralen grauen Masse und einer peripheren weißen Masse. Die graue Substanz ist der Schaltapparat des Rückenmarks. Sie enthält Nervenzellen mit ihren Fortsätzen. Die weiße Substanz besteht im Wesentlichen aus unterschiedlich dicken Nervenfasern – sie leiten Impulse an die entsprechenden Erfolgsorgane weiter. Das Rückenmark verlässt am Hinterhauptloch das Gehirn und zieht durch den Wirbelkanal bis zum 2. Lendenwirbel. Von dort hinunter bis zum Steißbein verlaufen nur noch nervenzellenfreie Nervenfasern, die wie ein Pferdeschwanz aussehen und auch so genannt werden – Cauda equina.

Vom Rückenmark gehen insgesamt 31 Nervenpaare ab:

- 8 Halsnerven,
- 12 Brustnerven,
- 5 Lendennerven,
- 5 Kreuzbeinnerven und
- 1 Steißbeinnerv.

Diese Nerven treten jeweils mit dem hinteren und dem vorderen Anteil aus dem Rückenmark heraus. Die Nervenaustritte werden Wurzeln genannt. Die hintere Wurzel führt zumeist sensible, die vordere zumeist motorische Fasern. Um die Nerven bestmöglich zu schützen, hat die Natur drei verschiedene Hüllen eingerichtet: Die äußere besteht aus Knochen in

Form des Wirbelkanals, weiter innen gibt es noch die harte und die weiche Rückenmarkshaut.

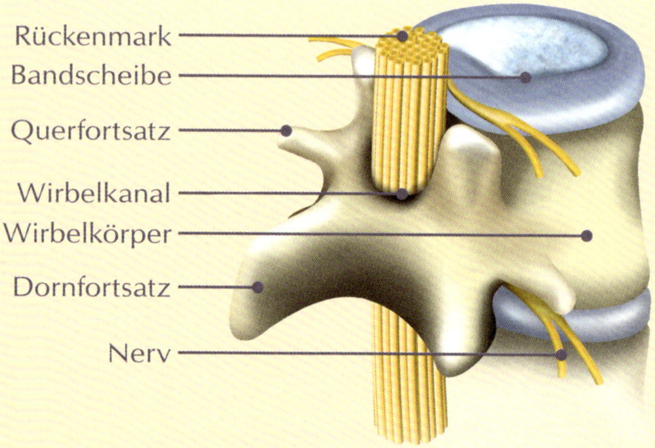

Nervenaustritte aus dem Rückenmark und Versorgung mit Gefäßen

Gefäße

Das Innere des Wirbelkanals wird reichlich von zuführenden, sauerstoff- und nährstoffreichen Blutgefäßen (Arterien) und ebenso von wegführenden sauerstoffarmen und schadstoffreichen Gefäßen (Venen) versorgt. Die Gefäße bilden ein regelrechtes Kanalnetz um das Rückenmark und seine Hüllen herum und durchdringen auch sein Inneres.

Übersicht zu den häufigsten Wirbelsäulenerkrankungen

Erkrankungen der Wirbelsäule beschränken sich häufig nicht auf eine einzige Diagnose, sondern es treten zumeist mehrere Krankheitsbilder auf einmal auf.

Spondylose (degenerative Erkrankung der Wirbelkörper)

Es handelt sich dabei um abnutzungsbedingte Knochensporne und Zacken (Osteophyten) an den Wirbelkörperkanten. Bisweilen werden diese derart groß und mächtig, dass sie von Wirbel zu Wirbel reichen und „Brücken" bilden. Es entsteht eine Verhärtung (Osteosklerose) an den Wirbelkörperdeck- und Bodenplatten.

Symptome (Beschwerden): Je nach der betroffenen Region treten Schmerzen im Nacken, im Rücken oder im Kreuz auf. Manchmal strahlen diese Schmerzen ins Bein oder in den Arm aus. Die Ausstrahlung erfolgt aber nicht in einer segmentalen Zuordnung, da ja nicht eine Nervenwurzel (Radix) beeinträchtigt wird, sondern nur winzige Nervenäste, die die Beinhaut der Wirbelkörper, die Bänder und die Wirbelgelenke versorgen. Der Schmerz geht nicht ins Gebiet einer bestimmten Nervenwurzel, ist also nicht radikulär, sondern wird „pseudoradikulär" genannt.

Therapie: Die Behandlung ist immer konservativ mit physikalischen Maßnahmen, Infiltrationen und Medikamenten. Bei vollkommener Erfolglosigkeit kann eine sogenannte Facettendenervation versucht werden, da diese Erkrankung so gut wie immer mit einer Spondylarthrose vergesellschaftet ist.

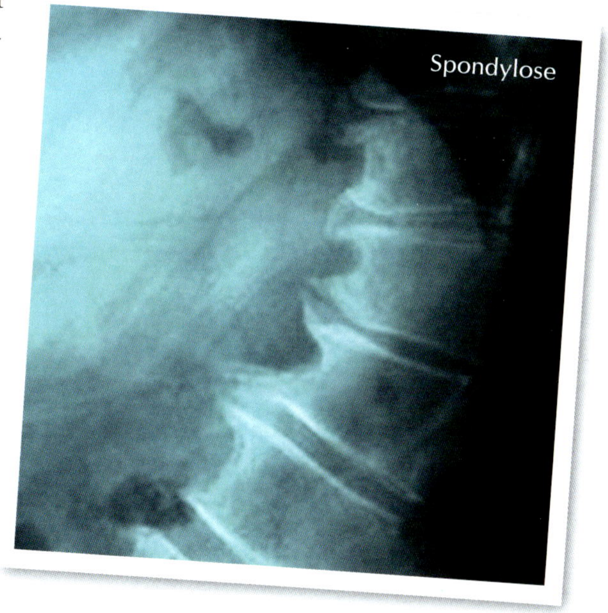

Waving ist in jedem Stadium der Erkrankung ideal und kann – je nach Bedarf und Vorliebe – in verschiedenen Stufen angewendet werden.

Spondylarthrose (Wirbelgelenkarthrose, Gelenkverschleiß, Gelenkabnutzung an den Gelenken der Wirbelsäule)

Bei dieser degenerativen Erkrankung handelt es sich um eine Arthrose der Gelenke im Bereich der Wirbelsäule. In Kombination mit Bandscheibenschäden, wenn die Bandscheiben durch Degeneration und Wasserverlust ihre ursprüngliche Höhe einbüßen, sintern auch die Gelenke zusammen und erleiden aufgrund des Knorpelverlustes eine degenerative Gelenkerkrankung mit Knochenanbauten und Reizzuständen – eben eine mehr oder weniger ausgeprägte Arthrose.

Symptome: Es treten Schmerzen im betroffenen Wirbelsäulenabschnitt mit eventueller Ausstrahlung in Arm oder Bein auf. Die Schmerzen sind nicht einer bestimmten Nervenwurzel zuzuordnen – im Gegensatz zum Bandscheibenvorfall – und werden daher als „pseudoradikulär" bezeichnet.

Die Behandlung erfolgt konservativ, bei Nichtansprechen kann eine Facettendenervation versucht werden.

Waving kann auch hier sehr gut helfen.

Spondylarthritis (Entzündung der Wirbelgelenke)

Im Unterschied zur Spondylarthrose sind bei dieser Erkrankung die Wirbelgelenke nicht abgenutzt, sondern entzündet. Als Ursache hierfür können folgende Faktoren angesehen werden:

- echter Rheumatismus,
- manche Darmerkrankungen wie der Morbus Crohn,
- das Reitersyndrom (Chlamydien-Infektion mit Augen-, Vorhaut- und Gelenkentzündung) und andere.

Symptome: Wirbelsäulenschmerzen, aber häufig auch Schmerzen in anderen Gelenken, Entzündungen eventuell auch an den Weichteilen wie Haut, Auge und andere.

Therapie: rheumatologische Abklärung und Behandlung. Im Anfangsstadium werden Antibiotika gegeben, in Spätstadien Antirheumatika, Infiltrationen, Infusionen und physikalische Maßnahmen.

Discusprotrusion (Bandscheibenvorwölbung – ist die Vorstufe zum Discusprolaps/Bandscheibenvorfall)

Bandscheiben sind Dämpfungspölster zwischen den Wirbelkörpern. Übermäßiger Flüssigkeitsverlust aus dem Bandscheibeninneren kann die normale Kraftübertragung der Bandscheibe beziehungsweise auch ihre Dämpfungsfunktion dermaßen stören, dass es zu einem Bandscheibenvorfall kommen kann. Ein Bandscheibenvorfall entwickelt sich am häufigsten an jenen Stellen der Wirbelsäule, an denen entweder eine besondere Beweglichkeit oder eine besondere Belastung auftritt. Die häufigsten Bandscheibenvorfälle findet man zwischen dem vierten und fünften Lendenwirbel und zwischen dem fünften Lendenwirbel und dem Kreuzbein.

An der Halswirbelsäule treten Bandscheibenvorfälle etwa zehnmal seltener auf als an der Lendenwirbelsäule. An der wenig beweglichen Brustwirbelsäule sind Bandscheibenvorfälle eine Seltenheit.

Bandscheibenvorfall
Der Faserring reißt und der Gallertkern tritt heraus und drückt auf die Nervenwurzel.

1 Rückenmark
2 gequetschte Nervenwurzel
3 Spinalnerv
4 Faserring der Bandscheibe
5 degenerierter Gallertkern
6 Wirbelkörper
7 Wirbelkanal

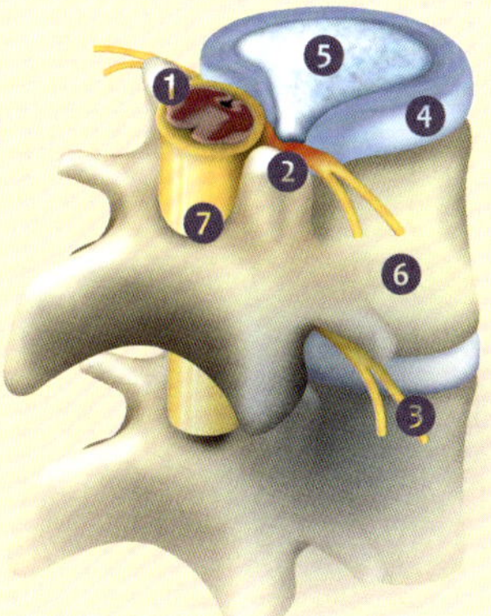

Was geschieht eigentlich beim Bandscheibenvorfall? Das Innere der Bandscheibe steht unter hohem Druck. Kommt es nun zum Einreißen des äußeren Faserrings, kann das Gewebe des Kernes in diesen Riss hineingedrückt werden und führt so zu einer Vorwölbung (Protrusion) der ganzen Bandscheibe oder zumindest eines Teiles der Bandscheibe. Bereits diese Protrusion kann, muss aber nicht Beschwerden verursachen und gilt als eigenständiges Krankheitsbild.

Der „richtige" Bandscheibenvorfall entsteht durch das Hindurchtreten des Kerngewebes durch den Faserring. Dieses vorgefallene oder herausgequollene Gewebe verlässt nun den ursprünglichen Bandscheibenraum und kann auf eine Nervenwurzel drücken und dadurch ein Nervenkompressionssyndrom verursachen. Man spricht dann von einem Wurzelreizsyndrom (radikuläre Läsion).

Symptome: Schmerzen im Ausbreitungsgebiet der Nervenwurzel, Störungen der Sensibilität und sogar Lähmungen können die Folge sein.

Therapien: Liegen keine Lähmungen vor, wird eine konservative Therapie angewendet. Infiltrationen, Infusionen und physikalische Maßnahmen sind hilfreich. Sehr wichtig ist eine entsprechende Lagerung des Patienten, bei der in Rückenlage die Hüftgelenke und die Knie etwa 90° gebeugt sind und die Unterschenkel mit mehreren Pölstern gestützt werden. Bei Lähmungen muss operiert werden. Es gibt minimal-invasive, gedeckte Operationsverfahren, bei denen entweder elektrischer Strom (IDET), Ozon oder ein gewebeauflösendes Enzym (Chymopapain) in das Bandscheibengewebe appliziert wird und so zur Schrumpfung des Vorfalls und zur Dekompression der Nervenwurzel beiträgt. Sogenannte offene Verfahren, bei denen das vorgefallende Bandscheibengewebe mechanisch entfernt wird, werden heute mikrochirurgisch durchgeführt.

Waving ist auch beim Bandscheibenvorfall eine sehr gute Behandlungsform und kann mit allen anderen Therapien kombiniert werden. Waving wird Ihnen helfen, Medikamente einzusparen. Sie können im Liegen waven oder auch im Stehen unter der heißen Dusche.

Es gibt neben dem Bandscheibenvorfall noch andere Bandscheibenerkrankungen:

- **Chondrose**: Degeneration der Bandscheibe mit Höhenverlust.
- **Osteochondrose**: Degeneration der Bandscheibe und Mitbeteiligung der Deck- und Bodenplatten der angrenzenden Wirbel.
- **Diszitis**: Bakterielle Bandscheibenentzündung bei septischen Allgemeinzuständen, Infektionen oder als seltene Komplikation nach Operationen.

Bei der Diszitis ist Waving nicht angezeigt, sondern neben Antibiotika auch Ruhe und eventuell sogar ein Gipsmieder.

Spondylolisthese (Wirbelgleiten)

Durch einen Defekt im Wirbelbogen gleitet der Wirbel allein oder meist mitsamt dem darüberliegenden Teil der Wirbelsäule nach vorne (Anterolisthese), selten auch nach hinten (Retrolisthese).

Entsteht die Listhese (das Gleiten) durch Degeneration im Wirbelgelenk (Knorpelverlust) und nicht durch einen Wirbelbogendefekt, so spricht man von Pseudolisthese.

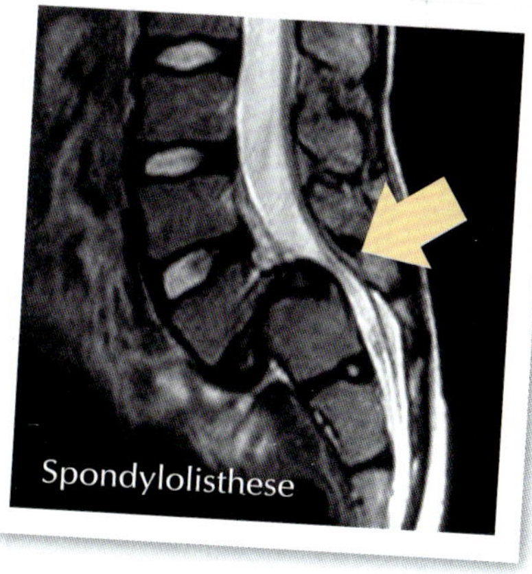

Spondylolisthese

Symptome: Manchmal gibt es gar keine Schmerzen. Häufig treten isolierte lokale Schmerzen im Bereich des Gleitwirbels auf. Manchmal wird bei echten Listhesen die Nervenwurzel komprimiert oder die Bandscheibe zwischen den Wirbelkörpern geschädigt beziehungsweise im Spätstadium regelrecht zerquetscht, dann treten eventuell radikuläre Schmerzen – einer Nervenwurzel zugeordnete Schmerzausstrahlungen – oder sogar Lähmungen auf. Im Gegensatz dazu verursachen Pseudolisthesen Schmerzen, die dem Ausbreitungsgebiet einer Nervenwurzel nicht zugeordnet werden können – also wieder pseudoradikulär.

Behandlung: konservativ mit Lendenstützmieder zur Stabilisierung und muskelkräftigende Heilgymnastik. Eventuell muss – falls die konservative Behandlung nicht zum Erfolg führt – operiert werden. Dann werden die entsprechenden Bandscheiben entfernt und mit einer Fusion die Wirbel miteinander verbunden. Dadurch wird eine weitere krankhafte Bewegung, also ein weiteres Wirbelgleiten, unterbunden.

Waving ist bei Wirbelgleiten mit Vorsicht anzuwenden. Die Übungen dürfen keinesfalls Schmerzen bereiten.

Spondylitis (Wirbelentzündung)

Die Wirbelentzündung ist meist eine schwere Erkrankung, viele Ursachen sind möglich: Infektionen mit verschiedenen Erregern, zum Beispiel Knochentuberkulose (die häufigste Manifestation von Knochentuberkulose ist die Wirbelsäule), Brucellose (Tier-Mensch-Übertragung z.B. durch unpasteurisierte Kamelmilch möglich, in Deutschland gab es 2016 36 Fälle) und andere, auch möglich bei Rheumatismus, bösartigen Tumoren oder als seltene Komplikation nach Wirbelsäulenoperationen.

Die Symptome sind sehr unterschiedlich, eventuell bestehen heftige Schmerzen bei Wirbeldestruktionen, auch neurologische Komplikationen bis zur Querschnittlähmung.

Behandlung: Wirbelpunktion, Antibiotika, operative Herdausräumung, Ruhigstellung im Gipsmieder. Bei Rheuma: antirheumatische Therapie.

Spondylodiszitis (Entzündung der Bandscheibe und der angrenzenden Knochenteile der Wirbel)

Ursachen: wie bei der Spondylitis.

Behandlung: Bettruhe, Mieder, eventuell Gipsmieder, Antibiotika, Schmerztherapie, eventuell operative Ausräumung der Bandscheibe und Segmentversteifung.

Weder bei der Spondylitis noch bei Spondylodiszitis ist Waving angezeigt.

Morbus Bechterew, Spondylitis ankylosans – Sonderform der Wirbelsäulenentzündung

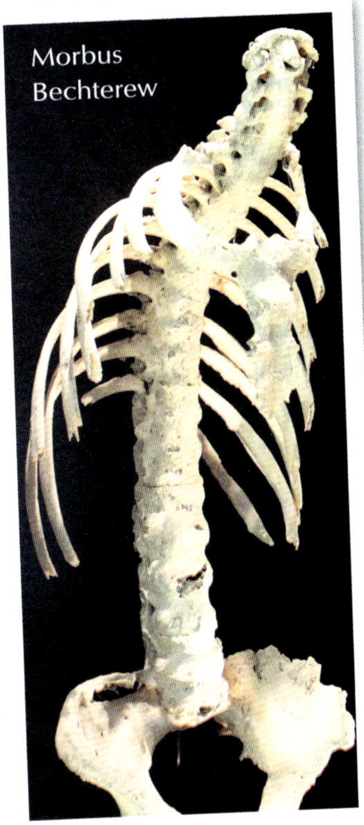

Diese Erkrankung gehört zum rheumatischen Formenkreis. Sie befällt die Wirbelsäule und andere Gelenke, läuft in Schüben ab und führt zu Schrumpfungen und Verknöcherungen von Gelenkkapseln.

Symptome: beginnt mit Steifigkeit und Schmerzen im Bereich der Lendenwirbelsäule, im Endstadium komplette Wirbelsäulenversteifung in typischer Vorbeugehaltung.

Behandlung: Die Erkrankung ist nicht heilbar, es sind lebenslange Heilgymnastik und orthopädisch-physikalische Behandlungen notwendig, zusätzlich Antirheumatika, Infiltrationen und eventuell Aufrichtungsoperationen, wenn Nahrungsaufnahme und Blickkontakt (Orientierung) stark beeinträchtigt sind.

Waving ist beim M. Bechterew eine sehr gute Möglichkeit, um Schmerzen und Bewegungseinschränkungen zu behandeln.

Skoliose (Wirbelsäulenverkrümmung, Verbiegung der Wirbelsäule)

Die Wirbelsäule weist bei dieser Erkrankung eine seitliche Verbiegung auf. Die einzelnen Wirbelkörper zeigen auch eine mehr oder weniger ausgeprägte Drehung (Rotationsskoliose) und bei starker Ausprägung meist auch eine Versteifung in den stärker gebogenen Abschnitten.

Ursachen: Die Skoliose ist eine Folge von Fehlbildungen an der Wirbelkörperanlage und sie ist genetisch bedingt. Skoliose kann auch nach Entzündungen, Tumoren und Unfällen auftreten.

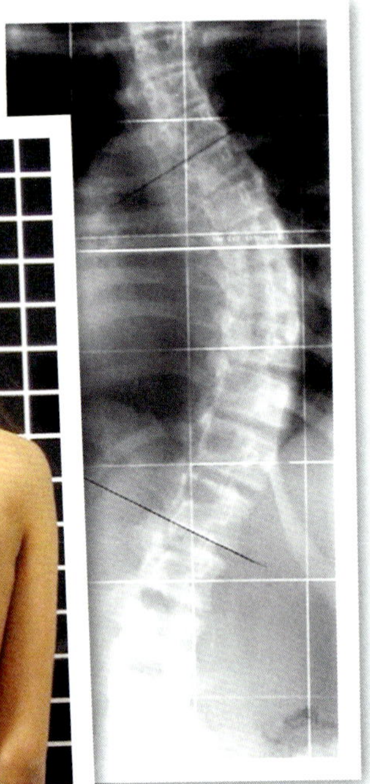

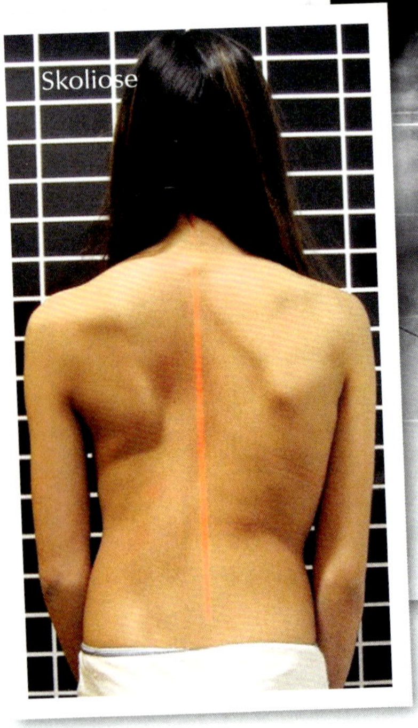

Symptome: im jugendlichen Alter und bei milden Formen zunächst keine, im erwachsenen Alter können eventuell lokale Schmerzen auftreten. Bei schweren Formen kann es massive Schmerzen geben und es können sogar Atemstörungen auftreten.

Therapie: Bei der Behandlung der Skoliose ist Heilgymnastik die mit Abstand wichtigste Maßnahme. Bis einer Verkrümmung von 20° genügt diese Behandlung, zwischen 20° und 40° Abweichung wird zusätzlich zur Heilgymnastik und Elektrostimulation ein starres Mieder verordnet und bei über 40° wird operiert: Es werden langstreckige Aufrichtungen und Versteifungen durchgeführt.

Waving kann eine ideale Vervollständigung der heilgymnastischen Therapie sein.

Spina bifida (occulta) – Wirbelspalt, angeborene Spaltwirbelbildung, meist im hinteren Teil der Wirbel, zumeist verborgener unvollständiger Verschluss des Wirbelbogenringes = occulta

Ursache: genetisch oder Schädigung der Frucht im Mutterleib. Man unterscheidet zwischen der offenen Form, der geschlossenen Form und der okkulten Form. Bei der offenen Form liegt das Rückenmark teilweise völlig frei, bei der geschlossenen Form ist über dem Defekt nur die Haut. Beide Formen sind sehr selten. Die offene und geschlossene Form sind schwere

Erkrankungen und erfordern bereits im Säuglingsalter eine operative Intervention, da sie ansonsten mit dem Leben meist nicht vereinbar sind.

Die okkulte Form hingegen ist relativ häufig und wird meist gar nicht diagnostiziert, da sie nur selten Beschwerden macht. Sie ist häufig nur ein röntgenologischer Zufallsbefund, manchmal führt sie jedoch aufgrund der Instabilität zu lokalen Schmerzen oder pseudoradikulären Ausstrahlungen.

Behandlung: Die okkulte Form wird mitunter gar nicht behandelt, bei Beschwerden macht sie konservativ orthopädische Maßnahmen und Heilgymnastik zur Muskelkräftigung und damit Stabilisierung notwendig.

Waving ist hier und auch bei der Spinalkanalstenose eine sehr gute Therapie und Trainingsoption!

Spinalkanalstenose (enger Spinalkanal)

Das Rückenmark beziehungsweise seine Nerven benötigen für die ungestörte Passage einen bestimmten Durchmesser des Wirbelkanals. Wird dieser Durchmesser gravierend unterschritten, treten aufgrund der Nervenkompression Probleme auf. Die Enge kann auf ein einziges Segment beschränkt sein oder schlimmstenfalls einen großen Teil des betroffenen Wirbelsäulenabschnitts befallen (zum Beispiel Lendenwirbelsäule).

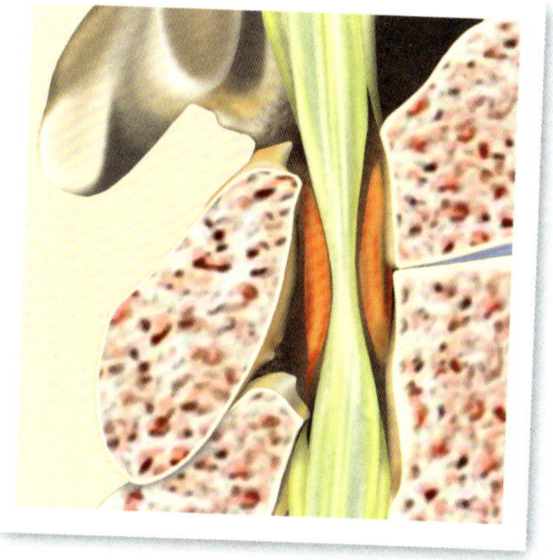

Eine Passage unter 14 mm Durchmesser gilt als relative Stenose und eine Einengung unter 10 mm als absolute Stenose. Wichtiger als der absolute Durchmesser des Wirbelkanals scheint allerdings seine Form zu sein. Diese Erkrankung ist ein Leiden des höheren Lebensalters und befällt Patienten meist ab dem 70. Lebensjahr.

Ursachen: Die Wirbelkanalenge kann selten angeboren, meist aber durch Knochenanlagerungen im Rahmen einer Spondylose – also Wirbelsäulenabnutzung – oder (meist zusätzlich) durch vorgefallenes Bandscheibengewebe (Prolaps) bedingt sein. Durch den lang dauernden Druck und Zug sowie durch nachfolgende entzündliche Prozesse wird das Nervengewebe geschädigt.

Symptome: lokale oder ausstrahlende Schmerzen, die radikulär (einer bestimmten Nervenwurzel zugeordnet) oder pseudoradikulär (unspezifisch) sein können. Außerdem kann die sogenannte Claudicatio spinalis auftreten, das sind Gangstörungen und vorübergehende neurologische Symptome wie Lähmungen und Sensibilitätsstörungen in den Beinen beim Gehen. Diese Beschwerden bessern sich erst beim Sitzen oder Liegen.

Behandlung: Versuch der konservativen Therapie mit dem gesamten Behandlungsspektrum, das zur Verfügung steht. Bei Misserfolg wird operativ der Nervenkanal erweitert, bei gleichzeitiger Instabilität führt man eventuell eine Wirbelfusion durch.

Osteoporotische Wirbelfrakturen (Wirbelbrüche durch Knochenerweichung)

Die Osteoporose ist eine Knochenerkrankung mit Verminderung beziehungsweise Verlust von Knochensubstanz. Die am häufigsten betroffene Patientengruppe sind Frauen nach der Menopause. Die Osteoporose macht sich im Spätstadium nicht nur durch Schenkelhalsfrakturen, sondern insbesondere auch durch Brüche der Wirbelkörper bemerkbar.

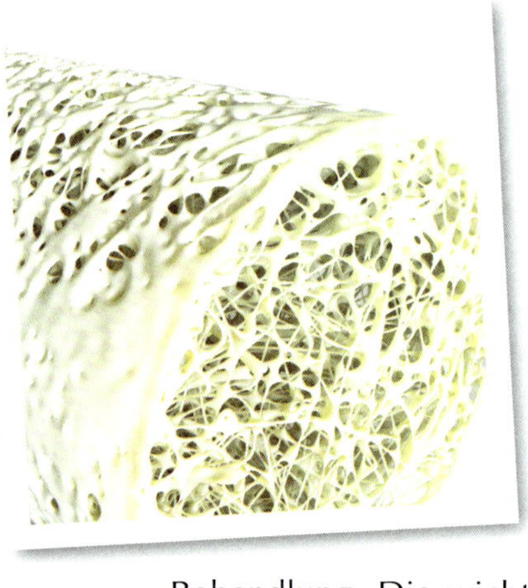

Symptome: Je nach Schwere und Anzahl der eingebrochenen Wirbel variieren die Beschwerden von leichten bzw. mäßigen Rückenschmerzen bis zu schweren und massiven Schmerzzuständen mit Ausstrahlung in beide Beine. Bei vollständigen Wirbelzerstörungen können die Symptome sogar bis zur Querschnittlähmung reichen.

Behandlung: Die wichtigste Therapie ist die Vorbeugung: Frauen ab 40 und Männer bei Verdacht sollten regelmäßig zur Knochendichtemessung überwiesen werden. In letzter Zeit konnten Medikamente entwickelt werden, die die Osteoporose nicht nur bremsen, sondern sogar zu einer echten Zunahme der Knochensubstanz führen können (Alendronate). Sind die Wirbel einmal eingebrochen, behandelt man bei milden Formen, also bei Einbrüchen von weniger als der Hälfte der Wirbelkörperhöhe, konservativ: neben entzündungshemmenden Medikamenten und Infusionen kommen heilgymnastische Maßnahmen und Lendenstützmieder zur Anwendung. Nach Abklingen der akuten Beschwerden ist die Heilgymnastik zum Muskelaufbau und zur Bewegungssteigerung eine ganz wichtige Maßnahme. Sie dient auch der Prävention weiterer Wirbelkörpereinbrüche. Massive Wirbelkörpereinbrüche können mit minimal-invasiver Chirurgie stabilisiert werden: Mit der sogenannten Vertebroplastie wird flüssiger Knochenzement – eine Kunststoffmasse – eingefüllt. Bei der Kyphoplastie erfolgt die Auffüllung nach Aufrichtung des Wirbels mit einem Ballonkatheter.

Waving ist bei Wirbelbrüchen im akuten Stadium nur in der Stufe Soft angezeigt. Im chronischen Stadium ab etwa 8 Wochen nach dem Ereignis kann intensiver geübt werden.

Der sogenannte „banale Kreuzschmerz“

Die meisten Menschen haben mindestens einmal pro Jahr Schmerzen in der Lendenwirbelsäule. Kreuzweh. Hexenschuss. Warum schmerzt die Lendenwirbelsäule? Ist es vielleicht ein Bandscheibenvorfall, eine Spondylose, eine Spondylolisthese? Vielleicht. Letztlich vielleicht ein bisschen von allem. Vor allem aber sind es Muskelverspannungen. Vermutlich hatten Sie viel Stress im Beruf oder im Privatleben und reagieren eben nicht mit Blutdrucksteigerung, Herzrasen, Hautausschlag oder Magenschmerzen, sondern eben mit Kreuzweh. „Banal“ bedeutet bei Rückenschmerzen, dass sie auch ohne besondere Behandlung bald wieder vergehen. Doch was passiert wirklich bei diesen Schmerzen, welche Veränderungen treten dabei auf?

Wenn wir uns MRT-Bilder von gesunden Menschen ansehen, zeigen zwei von drei, die nie Kreuzschmerzen hatten, in ihrer Lendenwirbelsäule Bandscheibenvorwölbungen oder Bandscheibenvorfälle, und umgekehrt haben Patienten, die unter zum Teil heftigen Schmerzen im Rücken und teilweise sogar mit Ausstrahlung ins Bein leiden, keinerlei krankhafte Befunde in der MRT!!! Der Schlüssel zum Verständnis der banalen Rückenschmerzen ist das Gehirn. Es spielt eine enorme Rolle, wie das Gehirn den Schmerz verarbeitet. Behält man seine normalen Tagesaktivitäten bei oder macht man zusätzlich noch Entspannungs- oder Waving-Übungen, bekommt das Gehirn keine Chance, den Schmerz als Sensation übermächtig werden zu lassen. Legt man sich aber ins Bett, ist richtig „krank" und beginnt mit großer Schonung und großem „Leid", so beginnen sich neue Schmerzrezeptoren im Rückenmark zu bilden und der Körper wird auf großartiges „Schmerzerleben" eingestellt. Das große Kino „Schmerz" beginnt im Kopf übermächtig zu werden und gerät außer Rand und Band: Der Schmerz wird zur eigenen Krankheit – er wird chronisch und schwer zu bekämpfen! Neue Botenstoffe, die Schmerz übertragen, werden gebildet. Im Gehirn gibt es einen Bereich, der für Schmerzen zuständig ist, – er wird größer, wenn man ihn lässt!

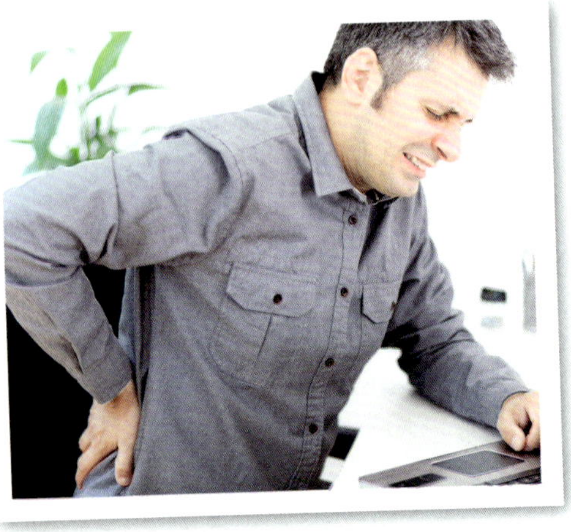

Wie behandelt man daher Kreuzschmerzen am besten?

Wenn Sie

- keine Schmerzausstrahlung ins Bein oder in den Arm haben,
- kein Problem haben, den Stuhl oder Harn zu halten,
- keinen Unfall oder Sturz hatten,
- keine Operation, Tumorerkrankung oder rheumatische Erkrankungen haben oder hatten,
- kein Fieber oder andere allgemeine Krankheitszeichen haben,

dann nehmen Sie (leichte) Medikamente gegen Schmerzen und Entzündung und machen Sie Waving-Übungen. Versuchen Sie Ihr Leben weiter zu leben und gehen Sie sobald dies möglich ist wieder arbeiten, es sei denn, Sie sind ein Schwerarbeiter.

Sollte ein Kriterium der oben angeführten doch zutreffen, dann gehen Sie bitte sofort zum Arzt. Falls nicht, werden Sie Ihr Leiden allein mit Hilfe des Wavings (und eventuell von Medikamenten) in den Griff bekommen. Wenn der Schmerz allerdings länger als maximal eine Woche andauert und sich nicht bessert, dann gehen Sie bitte unbedingt zum Arzt!

Wesentlich wichtiger als die Behandlung von Kreuzschmerzen ist die Prävention:

- Betreiben Sie Sport und waven Sie!
- Versuchen Sie mit der Kraft Ihrer Psyche Ihr Leben positiv zu gestalten.
- Waving hilft Ihnen, sich tief zu entspannen. Waven Sie so oft es geht, und wenn Sie Ihre Schmerzen besiegt haben, visualisieren Sie Ihr schönes und positives Leben. Wenn Sie sich immer wieder in schönen Lebens- oder Urlaubssituationen sehen, werden diese Situationen eintreffen und Ihr Leben wird sich zur Sonnenseite drehen!
- Sitzen ist schlecht – selbst richtiges Sitzen. Waven Sie so oft wie möglich. Stehen Sie immer wieder auf.
- Wenn Sie mit Ihrem Leben unzufrieden sind, denken Sie über Ihre berufliche oder private Situation nach und versuchen Sie das Schlechte zu ändern – so schwer es auch fallen mag. Es wird sich lohnen, denn unzufriedene Menschen haben wesentlich öfter und mehr Schmerzen als zufriedene!
- Bauen Sie bewusste Entspannungseinheiten in Ihr Leben ein. Ihr Körper wird es Ihnen danken, Sie werden zufriedener und schmerzfrei. Sei es mit Waving, mit Musikhören, sei es mit einer anderen Meditationsform: Entspannung wird Ihnen jedenfalls helfen!

Atemtechnik

Um erfolgreich waven zu können, benötigen Sie eine einwandfreie Atemtechnik. Sie können diese Atemtechnik leicht erlernen.

Atmen heißt leben, besser atmen heißt besser leben.

Viele Menschen atmen falsch und vergeben sich dadurch einen Gesundbrunnen, der ihnen viele Krankheiten ersparen könnte. Wir machen etwa 20.000 Atemzüge pro Tag und nehmen dabei zwischen einem halben und vier Liter Luft zu uns. Atmen wir falsch, also zu flach, zu gepresst oder nur mit der Brust ein, bekommen wir zu wenig Sauerstoff (O_2) und atmen zu wenig Kohlenstoffdioxid (CO_2) ab, mit all den damit verbundenen Nachteilen und potentiellen Problemen. Blutdruck, Herz-Kreislauf-System, Immunsystem, Psyche, Konzentrationsfähigkeit und emotionale Stabilität können dadurch in Mitleidenschaft gezogen werden. Umgekehrt kann eine gute Atmung all diese Probleme verbessern oder gar beseitigen.

Schlechtes Atmen ist Brustatmen und gutes Atmen ist Bauchatmen. Emotionen, wie z.B. Angst oder Stress beeinflussen und verschlechtern die Atmung.

Richtige Atemtechnik

Wir atmen durch die Nase ein, denn dadurch wird die Luft gereinigt, erwärmt und befeuchtet. Atmen Sie immer durch die Nase ein und niemals durch den Mund. Ausatmen können Sie eventuell auch durch den Mund, besser aber trotzdem durch die Nase.

Es sind verschiedene Atemtechniken bekannt: Das Ausatmen dauert zwei- bis dreimal länger als das Einatmen. Oder: Einatmen und Luft anhalten, um dem Gasaustausch mehr Zeit zu geben, und dann ausatmen.

Beide Techniken sind zwar nicht schlecht, aber für das Waving sind sie ungeeignet: Beim Waving dauern das Einatmen und das Ausatmen jeweils drei bis vier Sekunden.

Machen Sie dazu die folgende Übung:

Setzen Sie sich gerade hin und machen eventuell den obersten Knopf einer engen Hose auf, denn Sie brauchen zum Atmen einen freien Bauch. Nun atmen Sie ein und zählen dabei langsam 21, 22 und 23. Füllen Sie zuerst den Brustraum mit Luft und atmen Sie dann weiter, bis auch der Bauchraum gefüllt ist. Legen Sie die flache Hand auf den Bauch und Sie werden spüren, wie sich der Bauchraum mit Luft füllt; damit haben Sie bereits eine Kontrolle Ihrer neuen Atmung. Atmen Sie nun in umgekehrter Reihenfolge wieder aus. Also entleeren Sie zuerst den Bauchraum und danach auch die Brust. Wieder können Sie mit der Hand auf dem Bauch das Entleeren des Bauchraumes kontrollieren. Zählen Sie wieder 21, 22 und 23, sodass wieder drei bis vier Sekunden vergehen.

Üben Sie die Technik immer wieder, und Sie werden die Vorteile des richtigen Atmens schon bald erfahren: Es führt zu Stressabbau, Wohlbefinden und verbesserter Gesundheit.

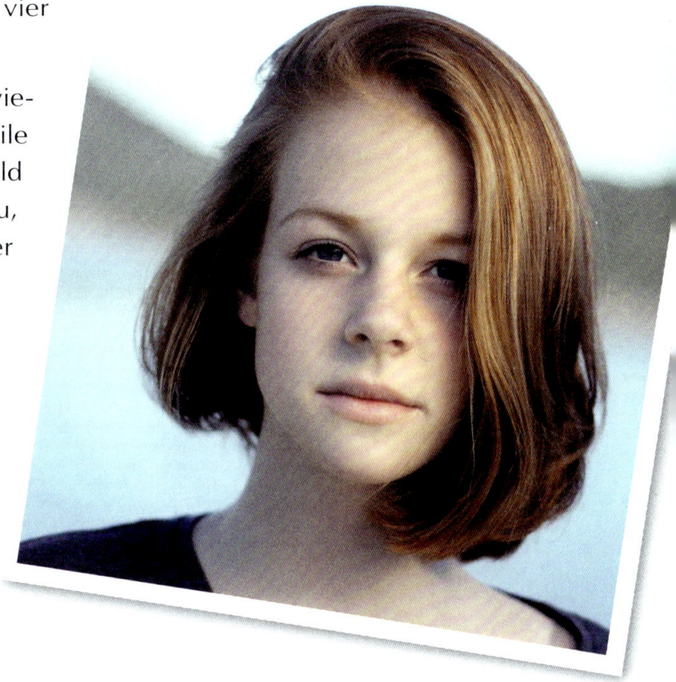

Visualisierung

Nachdem Sie nun gut und richtig atmen können, wenden wir uns der Visualisierung zu. Auch sie lässt sich erlernen und trainieren, wenn auch nicht so leicht wie das richtige Atmen. Aber keine Angst: Wir alle visualisieren ohnehin täglich.

Visualisieren heißt, Dinge oder Gefühle vor dem geistigen Auge sichtbar zu machen.

Wir machen das zum Beispiel in jedem Traum, denn da stellen wir uns Dinge vor, die wir erlebt haben, und verweben sie oft mit Phantasiefiguren und Phantasieerlebnissen. Dadurch verarbeiten wir Erlebtes – Angenehmes wie Unangenehmes. Aber auch in wachen Phasen visualisieren wir. Den Beruf, den wir ergreifen, haben wir uns schon x-mal ausgemalt und vorgestellt. Aber auch den Partner/die Partnerin, den/die wir für unser Leben gewählt haben, haben wir uns immer wieder vorgestellt. Wie sieht er/

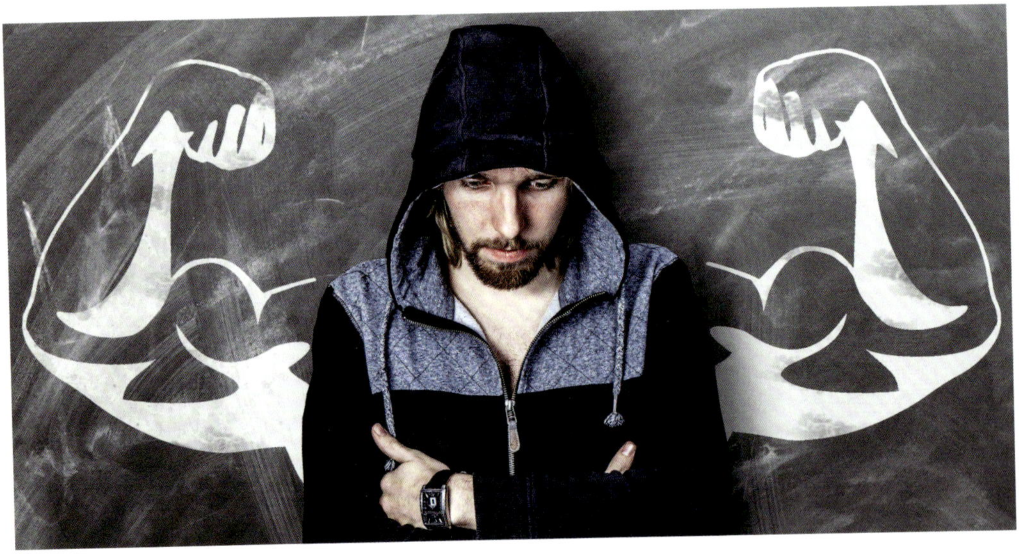

sie aus, wie in 20 Jahren, was arbeitet er/sie, wie wird das Leben mit ihm/ihr werden usw. Natürlich gilt das Visualisieren auch für Hobbys, Sportarten und sehr vieles andere.

Kaum ein Bereich unseres Lebens funktioniert ohne Visualisierung.

Allerdings lassen die meisten Menschen das nützliche Visualisieren brachliegen und nutzen es nicht für wichtige Agenden und Situationen ihres Lebens.

Anders beispielweise die Spitzensportler. Sie visualisieren den Aufschlag, den Absprung, den Lauf, den Schuss auf das Tor usw. Damit spielen sie sich die künftige Aktion schon vor ihrem Ablauf quasi ein und programmieren sich auf den Erfolg, der sich dann auch einstellen wird. Visualisierung wird in sehr vielen Bereichen aktiv angewendet: Wissenschaft, Architektur, Kunst, Psychologie, Magie, Buddhismus, Medizin – und hier besonders in der Psychotherapie, in der Krebstherapie und beim autogenen Training.

Der berühmte deutsche Maler und Zeichner Caspar David Friedrich (1774–1840) schrieb über die Bildfindung für seine Gemälde:

„Schließe dein leibliches Auge, damit du mit dem geistigen Auge zuerst siehest dein Bild. Dann fördere zutage, was du im Dunkeln gesehen, dass es zurückwirke auf andere von außen nach innen."

Nützliches Visualisieren lässt sich lernen. Machen Sie ein paar Übungen, Sie werden sehen und erleben, wie nützlich es sein kann:

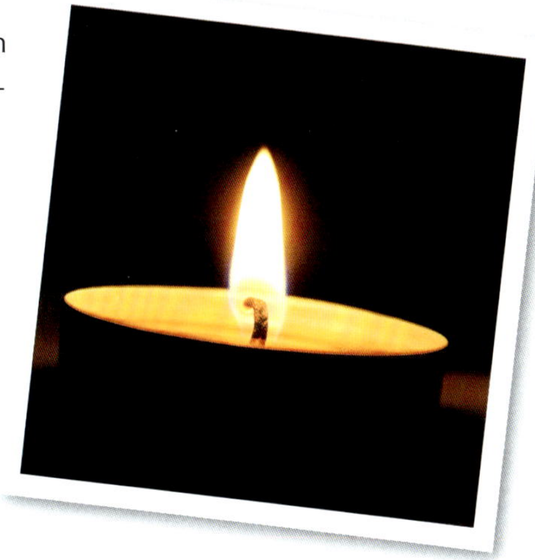

Erste Übung

Stellen Sie sich als einfache Übung einen Gegenstand vor, nämlich eine Kerze, sehen Sie sie mit geschlossenen Augen vor Ihnen auf dem Tisch stehen. Sehen Sie das warme Licht. Wie es flackert und den Raum erhellt.

Konzentrieren Sie sich nur auf die Kerze, riechen Sie das warme, schmelzende Wachs. Nehmen Sie sich dafür 10 Minuten Zeit.

Zweite Übung

Stellen Sie sich jetzt ein „Gefühl" vor, das ist ein wenig schwieriger. Aber die stärksten Gefühle wie Liebe, Hass oder Heimweh lassen wir beiseite, sondern wir versuchen, uns ein Organgefühl vorzustellen.

Denken wir daran, wie gut unser Knie funktioniert, wie gut es sich bewegt, wie das Blut es mit Sauerstoff und Nährstoffen versorgt und wie gut es uns dient.

Bei dieser Übung geht es also nicht um die Vorstellung des anatomischen Organs „Knie", sondern um das „Organgefühl", das das Knie in uns auslöst. Auch dafür nehmen wir uns 10 Minuten Zeit.

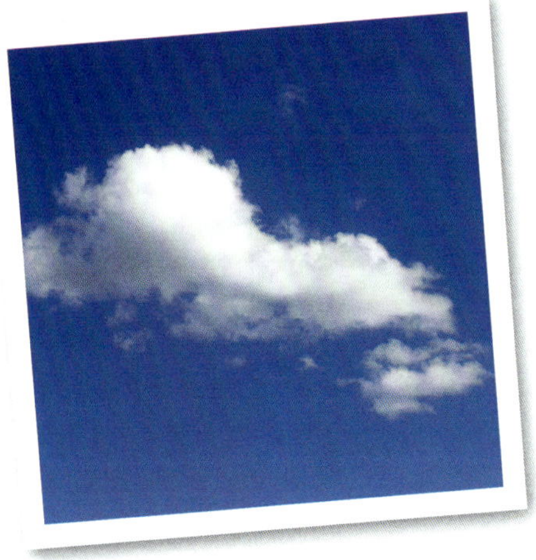

Dritte Übung

Bitte stellen Sie sich Folgendes vor: Sie atmen eine strahlende, weiße, wohlriechende Wolke ein. Sie vermischt sich mit all Ihren negativen Dingen und Sie atmen eine dunkle, stinkende Wolke aus – und damit alles Schlechte in Ihnen. Das machen Sie einige Male, und nach kurzer Zeit ist alles Schlechte verschwunden. Sie atmen nun eine ganz helle Wolke ein – und auch aus. Bitte nehmen Sie sich dafür etwa 15 Minuten Zeit.

Vierte Übung

Diese Übung ist eine sogenannte Affirmation, also eine Bestätigungsübung. Wenn Sie auch diese Übung gut absolvieren können, sind wir der Visualisierung schon sehr nahe gekommen und können mit Waving-Übungen beginnen. Sie können sie dann mit vollem Umfang erlernen und anwenden. Sie werden sehen, dass Sie Ihre Schmerzen damit sehr gut beherrschen können.

Affirmation:

Sie atmen wieder 3 bis 4 Sekunden aus und 3 bis 4 Sekunden ein. Achten Sie auf die Bauchatmung. Stellen Sie sich folgende positive Gefühle für jeweils 5 Minuten vor:

1. „Ich bin ganz ruhig und entspannt. Ich fühle mich geborgen, warm und zu Hause."
2. „Ich respektiere das, was ich mache, und finde es sogar sehr gut, was ich tue."
3. „Ich mag meinen Körper. Mein Körper ist gut, alles an ihm funktioniert einwandfrei."
4. „Ich bin frei, wach und ohne Stress."

Der Sinn der Visualisierung als Behandlungsform ist Schmerzabbau, ist die Verinnerlichung normaler Bewegungsabläufe, ist Löschen des Schmerzgedächtnisses.

StressABBAU verhindert SchmerzAUFBAU.

Waving – die Übungen

Alle Übungen können in drei Stufen geübt werden: soft, medium, strong.

- **Soft:** Die Übung wird sanft geübt, mit wenig Kraft und wenig Anstrengung. Trotzdem sollte jede Übung sehr exakt der Anleitung folgen. Es geht zwar auch um die Bewegung, aber bei der Stufe Soft noch mehr um das Atmen und um die Visualisierung. Sie kann auch von Menschen mit stärkeren Schmerzen, von bettlägerigen Patienten und sehr betagten Menschen durchgeführt werden.
- **Medium:** Diese Stufe wird wohl von der Mehrheit der Übenden angewendet werden. Es wird eine mittlere Kraft in die Übung gelegt. Die Muskeln werden mit etwa der Hälfte der möglichen Maximalkraft angespannt.
- **Strong:** Hier können Sie Ihren ganzen Zorn in die Übung legen. Sie spannen die Muskeln mit mindestens ¾ der Maximalkraft an. Dafür können Sie beim Ausatmen in der Gegenbewegung richtig entspannen oder auch die Gegenbewegung mit Kraft durchführen. Es kann also durchaus die Bewegung beim Einatmen strong erfolgen, die Gegenbewegung beim Ausatmen aber medium oder soft. Allerdings können Sie auch die Gegenbewegung strong ausführen. Dann werden Sie nach der Übung eine längere Pause von einigen Minuten einlegen, bevor Sie weiter üben. Denn nach der Anspannung brauchen Ihre Muskeln Regeneration.

So waven Sie richtig: Die Namen der Übungen bezeichnen die Tätigkeit bei der Übung oder die Erkrankung, gegen die sie sich richten.

Wichtiger Hinweis: Im nachfolgenden Übungsteil sind viele Fotos mit roten und blauen Pfeilen versehen.
Blaue Pfeile zeigen die Bewegungsrichtung an.
Rote Pfeile zeigen die Richtung an, in die der Schmerz ausgetrieben wird.

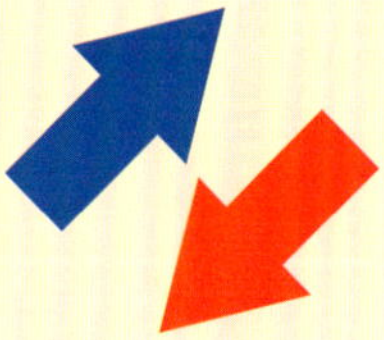

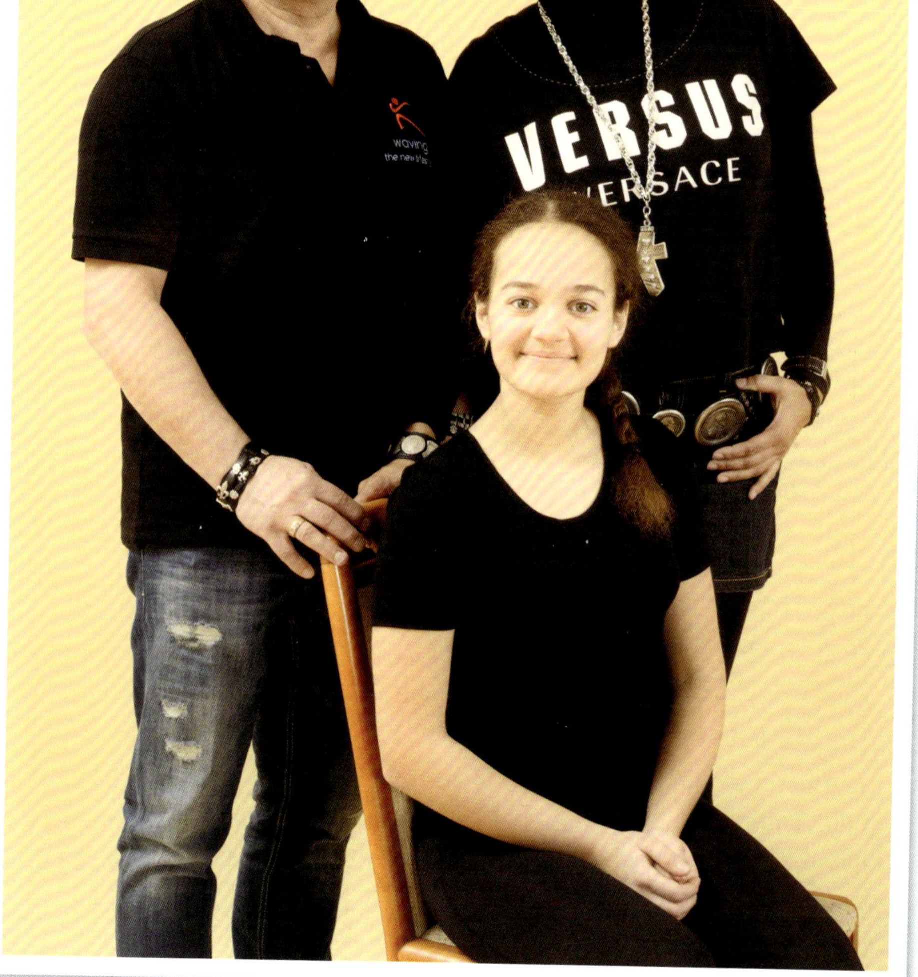
waving
VERSUS
VERSACE

Waving im Sitzen

Waving im Sitzen können Sie überall dort betreiben, wo Ihnen eine Sitzgelegenheit zur Verfügung steht. Also zu Hause, im Büro, im Auto, im Autobus, im Flugzeug, in der Straßenbahn, in der Eisenbahn, im Warteraum, in der Schule, an der Universität usw.

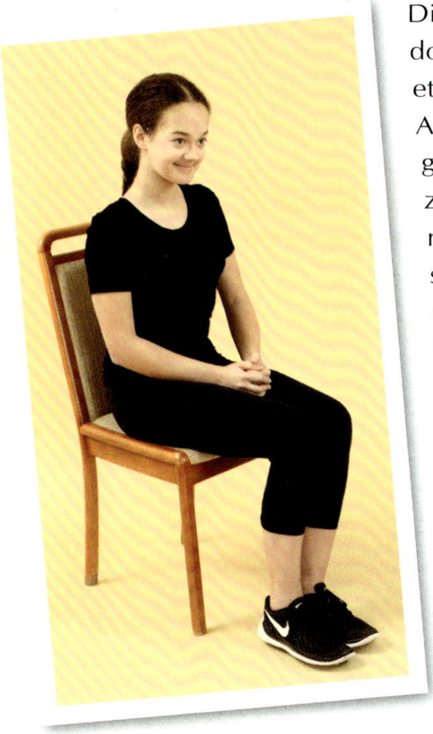

Die Ausgangsstellung: Aufrechtes, gerades aber doch entspanntes Sitzen. Hüften und Knie sind etwa 90°, also im rechten Winkel gebeugt. Die Arme ruhen im Idealfall auf Armlehnen, die Ellbogen sind auch etwa 90° gebeugt, was aber nicht zwingend nötig ist, sie können auch im Schoß ruhen. Der Muskeltonus sollte generell niedrig sein. Eventuell muss man dazu einige Zeit ruhig sitzen und sich aktiv zu entspannen versuchen. Langsam und ruhig ein- und ausatmen und die Gedanken beruhigen. Konzentration auf den eigenen Körper, am besten immer auf den Körperabschnitt, der am Waving teilnehmen soll – also zu Beginn auf die Halswirbelsäule.

An Übungen, die mit der Bewegung auf einer Seite beginnen, soll eine zweite Übung angeschlossen werden, bei der mit der Gegenseite begonnen wird, um den Schmerz auch von der anderen Seite zu vertreiben.

Intensität und Häufigkeit: Idealerweise wird jede Übung mindestens 2-mal geübt, damit Schmerzen über beide Seiten vertrieben werden können. Also einmal die Übung nach rechts beginnen und dann nach links beginnen.

Bei besonders schmerzhaften Regionen können 2 oder 3 oder mehr Zyklen geübt werden. Genaue Programmvorschläge finden Sie unten.

Wirbelsäule

Die Halswirbelsäule (HWS)

Drehen

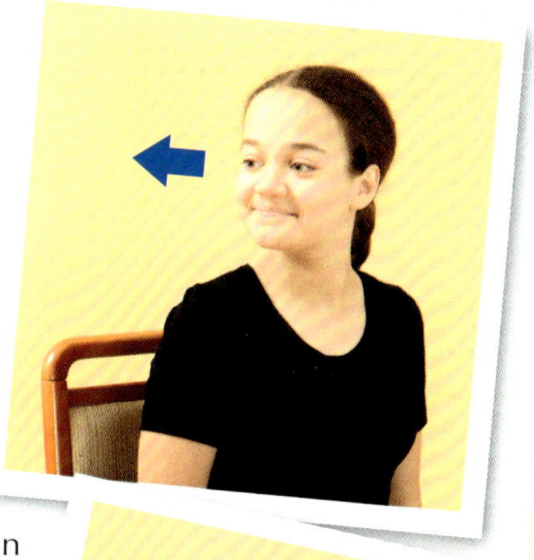

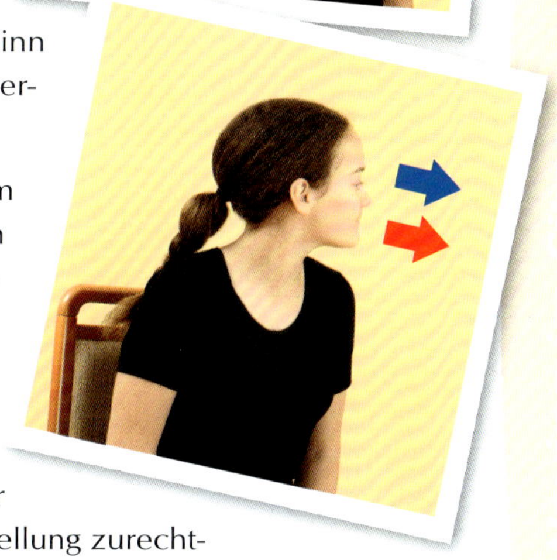

Übungsgang
Einatmen und den Kopf dabei nach rechts bis zum Anschlag drehen (Dauer 3 bis 4 Sek.). Ausatmen und dabei den Kopf nach links bis zum Anschlag drehen (Dauer 3 bis 4 Sek.).

Beim Atmen visualisieren
Bei Schmerzen: Schmerzen werden mit starkem Willen und hoher Konzentration beim Ausatmen und am Ende der Drehbewegung aus dem Kinn hinausgedrückt. Der Schmerz wird beim Ausatmen regelrecht über das Kinn nach außen abgegeben, vertrieben und verbannt.

Fürs Training ohne Schmerzen: Schon beim Einatmen, umso mehr aber beim Ausatmen wird die Bestfunktion der HWS herbeigesehen. Der Nacken wird warm und sehr gut beweglich. Wir spüren jeden einzelnen Wirbel und jedes Wirbelgelenk. Und es fühlt sich sehr gut an. Die Bewegungen werden sehr harmonisch und sehr geschmeidig. Hier muss sich jeder Anwender seine eigene Vorstellung zurechtlegen. Ob man die Wirbel so sieht, wie sie tatsächlich aussehen, oder eventuell nur stilisiert, ist Nebensache. Sehr nützlich ist die Vorstellung der Wärme, der optimalen Durchblutung und der Kraft der Muskeln. Atmen Sie richtig in den Nacken hinein.

Wichtig

Entscheidend sind das richtige und gerade Sitzen und vor allem die richtige Kopfhaltung. Der Kopf befindet sich bei Beginn in der sogenannten Mittellage, das bedeutet, dass von da aus gleich viel gebeugt und gestreckt, nach rechts und nach links geneigt und auch gleich viel nach rechts und nach links gedreht werden kann. Aus dieser Mittellage beginnt die Übung. Beim ersten Übungsgang gehen Sie besser nicht ganz an die Grenze. Beim zweiten Zyklus ist es dann schon leichter, den Kopf vollständig auszudrehen.

Hilft bei

- Cervikalsyndrom ohne strukturelle Störungen: Muskelverspannungen, Reizzustände, Überlastungen und Fehlhaltungen.
- Bei Bandscheibenvorfall und Bandscheibenvorwölbung mit einiger Vorsicht, keinesfalls über die Schmerzgrenze gehen und die Verspannung oder Verkrampfung vorsichtig auflockern. Eventuell einige Zyklen üben und jedes Mal den Bewegungsumfang ein wenig steigern.
- Selbst bei Lähmungserscheinungen sind die HWS-Übungen (allerdings mit großer Vorsicht geübt) sehr nützlich.
- Bei Schwindel und Kopfschmerzen ist das Drehen auch eine sehr nützliche Übung.
- Einzig bei bakterieller Knochen- oder Bandscheibenentzündung sind alle Übungen verboten. Im Zweifelsfall immer mit dem Arzt besprechen!

Was wird trainiert?

Besonders das untere Kopfgelenk, Wirbelbogengelenke, Halsbandscheiben, drehende Muskeln (Rotatoren), insbesondere der Kopfwender (Musculus sternocleidomastoideus), der Trapezmuskel und die oberen und unteren schrägen Kopfmuskeln, auch die sogenannte bodenständige Muskulatur (autochthone Muskulatur) wie der Erector spinae und hier der Musculus longissimus sowie der Riemenmuskel und der Semispinalis (Halbdornmuskel) und die tiefen Halsmuskeln der Scalenusgruppe und stabilisierende Bänder.

Neigen

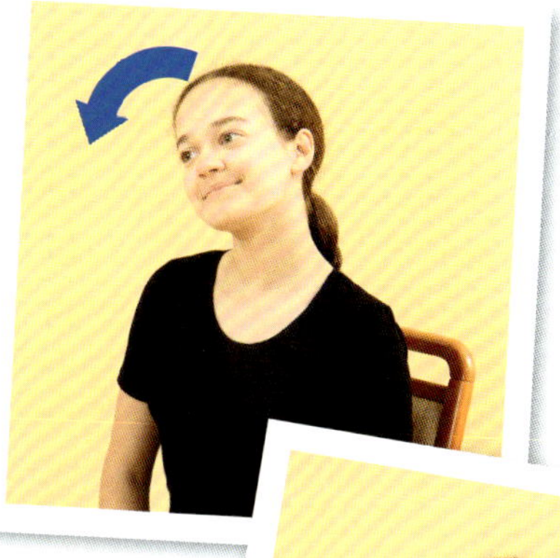

Übungsgang
Einatmen und den Kopf dabei seitlich nach rechts bis zum Anschlag neigen (Dauer 3 bis 4 Sek.). Ausatmen und dabei den Kopf seitlich nach links bis zum Anschlag neigen (Dauer 3 bis 4 Sek.).

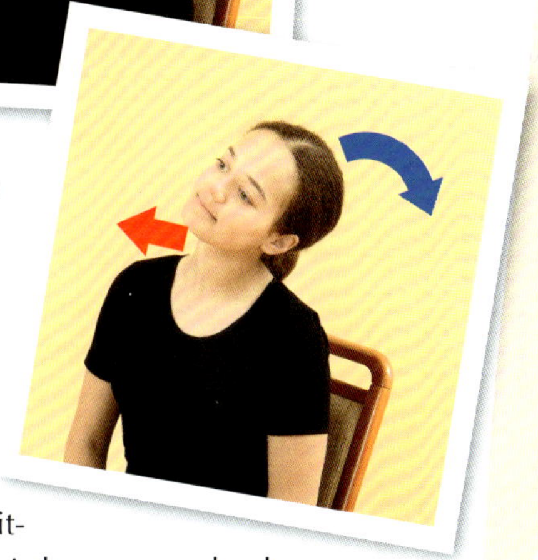

Beim Atmen visualisieren
Bei Schmerzen: Schmerzen werden mit starkem Willen und hoher Konzentration aus der konvexen Seite der HWS hinausgedrückt. Also aus der Seite, von der sich der Kopf weg neigt. Der Schmerz wird beim Ausatmen aus der Biegung der HWS hinaus vertrieben und verbannt.

Beim Training ohne Schmerzen: Beim Ein- und besonders beim Ausatmen wird die optimale Seitneigung der HWS herbeigesehen. Der Nacken wird warm und sehr gut beweglich. Wir spüren jeden einzelnen Wirbel und jedes Wirbelgelenk. Und es fühlt sich sehr gut an. Sehr nützlich ist die Vorstellung, bei der man sich selbst von außen zusieht und bemerkt, wie gut sich die HWS seitlich neigen lässt. Dabei lassen sich auch Korrekturen einer etwaigen Fehlposition im Sinne der Drehung, Beugung oder Überstreckung korrigieren.

Wichtig
Wichtig ist, die monoaxiale Bewegung beizubehalten und den Kopf nicht zu drehen und nicht zu beugen oder zu strecken.

Hilft bei
- Cervikalsyndrom ohne strukturelle Störungen: Muskelverspannungen, Reizzustände, Überlastungen und Fehlhaltungen.

- Bei Bandscheibenvorfall und Bandscheibenvorwölbung mit einiger Vorsicht, keinesfalls über die Schmerzgrenze gehen und die Verspannung oder Verkrampfung vorsichtig auflockern. Eventuell einige Zyklen üben und jedes Mal den Bewegungsumfang ein wenig steigern.
- Selbst bei Lähmungserscheinungen sind die HWS-Übungen (allerdings mit großer Vorsicht geübt) sehr nützlich.
- Bei Schwindel und Kopfschmerzen ist das Neigen auch eine sehr nützliche Übung.
- Einzig bei bakterieller Knochen- oder Bandscheibenentzündung sind alle Übungen verboten. Im Zweifelsfall immer mit dem Arzt besprechen!

Was wird trainiert?

Die seitliche Halsmuskulatur (Musculus sternocleidomastoideus) wird gekräftigt und gedehnt, außerdem der M. erector spinae und die tiefen Halsmuskeln der Scalenusgruppe, Bandscheiben, Wirbelbogengelenke, Bänder.

Schieben

Übungsgang

Einatmen und den Kopf dabei waagerecht nach vorne schieben (Dauer 3 bis 4 Sek.). Bitte den Kopf nicht drehen, nicht neigen und nicht schief halten. Sieht aus wie beim Rappen. Im Zweifelsfall können Sie die einzelnen Übungen vor dem Spiegel überprüfen. Ausatmen und dabei den Kopf nach hinten bis zum Anschlag zurückschieben (Dauer 3 bis 4 Sek.).

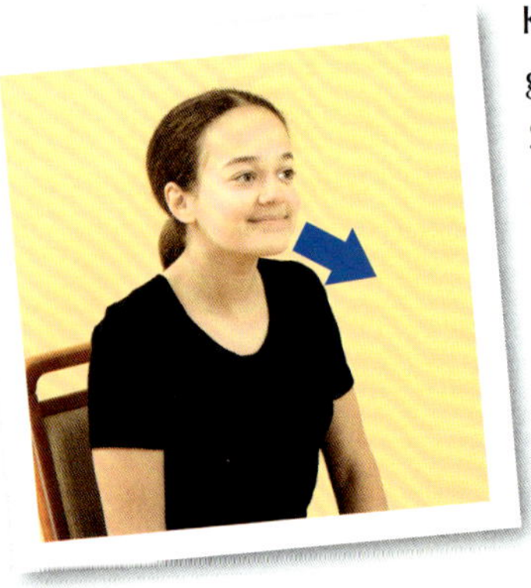

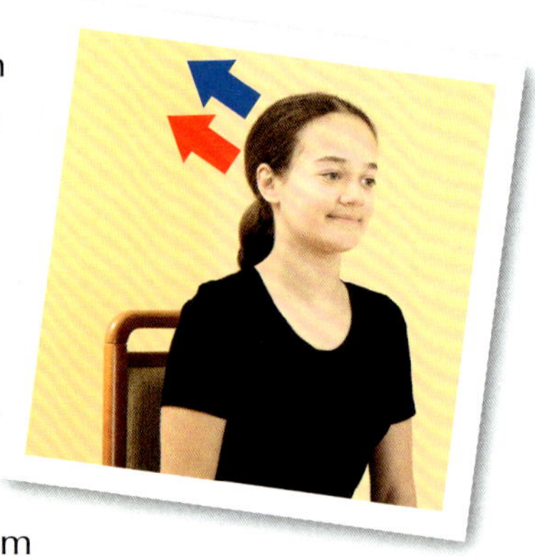

Beim Atmen visualisieren

Bei Schmerzen: Schmerzen werden mit starkem Willen und hoher Konzentration beim Ausatmen nach hinten aus dem Nacken hinausgedrückt. Der Schmerz wird beim Ausatmen nach hinten verbannt und so vernichtet, dass er nicht mehr zurückkommen kann. Seien Sie zornig auf den Schmerz und verbannen Sie ihn aktiv nach hinten aus dem Nacken.

Beim Training ohne Schmerzen: Beim Einatmen und besonders beim Ausatmen wird die Bestfunktion der HWS herbeigesehen. Der Nacken wird warm und sehr gut beweglich. Wir spüren jeden einzelnen Wirbel und jedes Wirbelgelenk. Und es fühlt sich sehr gut an. Hier muss sich jeder Anwender seine eigene Vorstellung zurechtlegen. Ob man die Wirbel so sieht, wie sie tatsächlich aussehen, oder eventuell nur stilisiert, ist Nebensache. Sehr nützlich ist die Vorstellung von Wärme und Kraft der Muskeln.

Wichtig

Wieder die Kopfhaltung: nicht neigen oder drehen. Nicht gegen etwaige Schmerzen üben. Wenn massive Schmerzen bestehen, kann es nötig sein, nur wenig zu schieben (Variante Soft) und erst in der Folge bei nachlassenden Schmerzen die Übung zu intensivieren.

Hilft bei

- Cervikalsyndrom ohne strukturelle Störungen: Muskelverspannungen, Reizzustände, Überlastungen und Fehlhaltungen.
- Bei Bandscheibenvorfall und Bandscheibenvorwölbung mit einiger Vorsicht, keinesfalls über die Schmerzgrenze gehen und die Verspannung oder Verkrampfung vorsichtig auflockern. Eventuell einige Zyklen üben und jedes Mal den Bewegungsumfang ein wenig steigern.
- Selbst bei Lähmungserscheinungen sind die HWS-Übungen (allerdings mit großer Vorsicht geübt) sehr nützlich.
- Bei Schwindel und Kopfschmerzen ist das Schieben auch eine sehr nützliche Übung.
- Einzig bei bakterieller Knochen- oder Bandscheibenentzündung sind alle Übungen verboten. Im Zweifelsfall immer mit dem Arzt besprechen!

Was wird trainiert?

Vordere und hintere Halsmuskeln wie der M. sternocleidomastoideus, Trapezmuskel, autochthone Muskeln wie der Riemenmuskel und kurze Halsmuskeln, Bänder, Bandscheiben.

Heben und senken

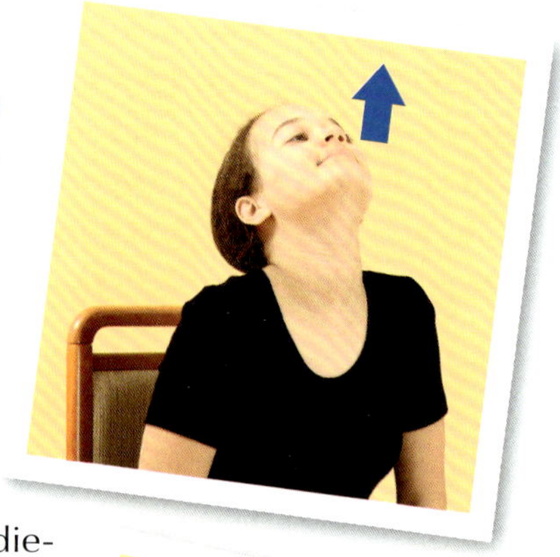

Übungsgang

Einatmen und den Kopf dabei bis zum Anschlag in den Nacken legen (Dauer 3 bis 4 Sek.). Ausatmen und dabei den Kopf nach unten zur Brust drücken (Dauer 3 bis 4 Sek.).

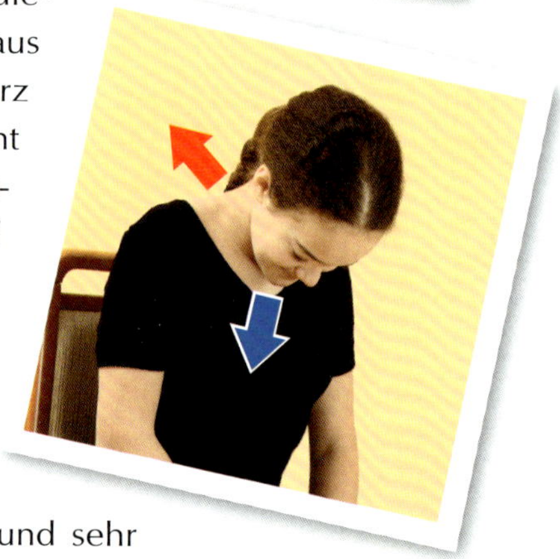

Beim Atmen visualisieren

Bei Schmerzen: Schmerzen werden mit starkem Willen und hoher Konzentration beim Beugen und beim Kopf-auf-die-Brust-Legen und Ausatmen nach hinten aus dem Nacken hinausgedrückt. Der Schmerz wird beim Ausatmen nach hinten verbannt und so vernichtet, dass er nicht mehr zurückkommen kann. Seien Sie zornig auf den Schmerz und verbannen Sie ihn aktiv nach hinten aus dem Nacken.

Beim Training ohne Schmerzen: Beim Einatmen und besonders beim Ausatmen wird die Bestfunktion der HWS herbeigesehen. Der Nacken wird warm und sehr gut beweglich, eventuell richtig schwer. Wir spüren hier besonders die Muskulatur, wie sie kräftiger und geschmeidiger wird. Hier muss sich jeder Anwender seine eigene Vorstellung zurechtlegen. Ob man die Wirbel so sieht, wie sie tatsächlich aussehen, oder eventuell nur stilisiert, ist Nebensache. Sehr nützlich ist die Vorstellung von Wärme und Kraft der Muskeln.

Wichtig
Beim Heben und Senken sollte man streng in der Mittellinie bleiben. Den Kopf bitte nicht neigen oder gar drehen.

Hilft bei

- Cervikalsyndrom ohne strukturelle Störungen: Muskelverspannungen, Reizzustände, Überlastungen und Fehlhaltungen.
- Bei Bandscheibenvorfall und Bandscheibenvorwölbung mit einiger Vorsicht, keinesfalls über die Schmerzgrenze gehen und die Verspannung oder Verkrampfung vorsichtig auflockern. Eventuell einige Zyklen üben und jedes Mal den Bewegungsumfang ein wenig steigern.
- Selbst bei Lähmungserscheinungen sind die HWS-Übungen (allerdings mit großer Vorsicht geübt) sehr nützlich.
- Bei Schwindel und Kopfschmerzen ist das Heben und Senken auch eine sehr nützliche Übung.
- Einzig bei bakterieller Knochen- oder Bandscheibenentzündung sind alle Übungen verboten. Im Zweifelsfall immer mit dem Arzt besprechen!

Was wird trainiert?
Vordere und hintere kurze und lange Kopf- und Halsmuskeln, Trapezmuskel, autochthone Muskeln, wie der Erector spinae, Bänder, Bandscheiben, Wirbelgelenke, besonders das obere Kopfgelenk.

Grüßen

Übungsgang
Einatmen und den Kopf dabei bis zum Anschlag zur Brust drücken und nach rechts bis zum Anschlag drehen, am Ende kurz nicken (Dauer 4 Sek.). Ausatmen und dabei den Kopf nach links drehen und wieder kurz nicken (Dauer 4 Sek.).

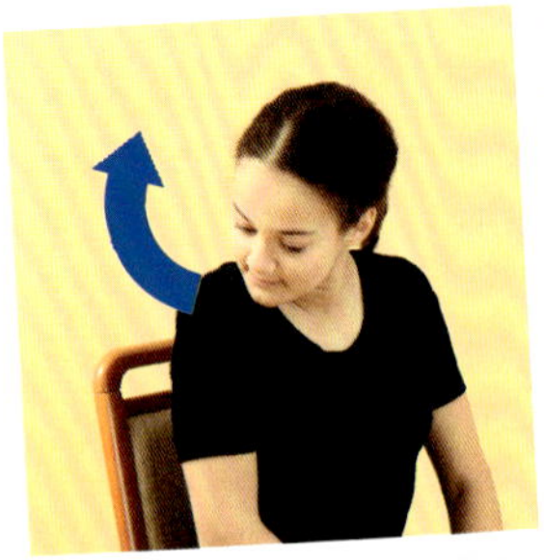

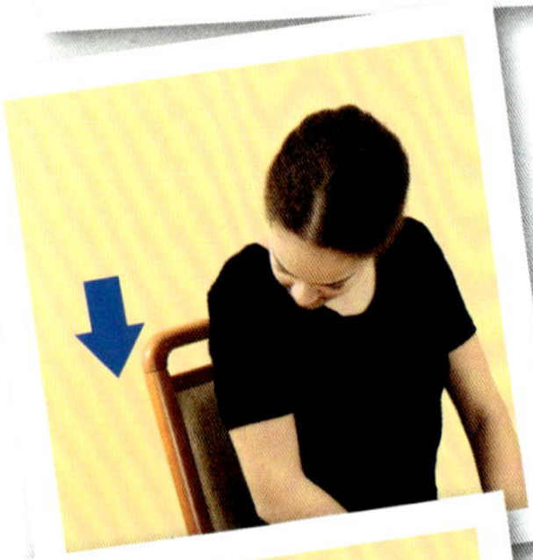

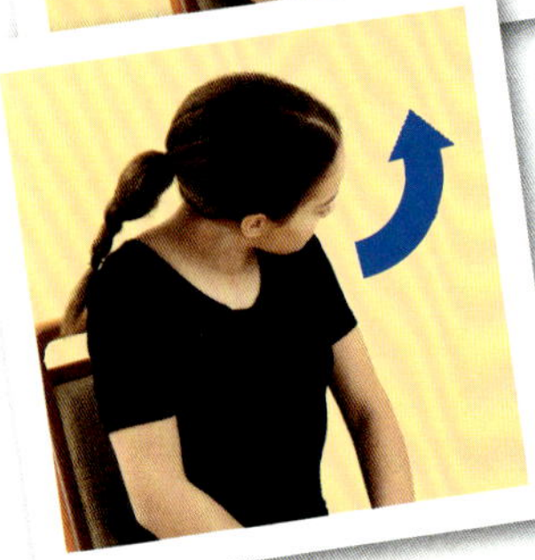

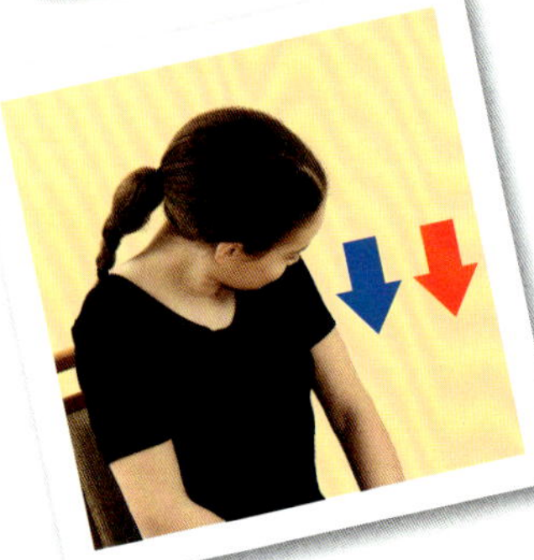

Beim Atmen visualisieren

Bei Schmerzen: Schmerzen werden mit starkem Willen und hoher Konzentration aus dem Kinn hinausgedrückt. Der Schmerz wird beim Ausatmen regelrecht vertrieben und verbannt.

Beim Training ohne Schmerzen: Beim Ausatmen wird die Bestfunktion der HWS herbeigesehen. Der Nacken wird warm und sehr gut beweglich. Wir spüren jeden einzelnen Wirbel und jedes Wirbelgelenk. Und es fühlt sich sehr gut an. Hier muss sich jeder Anwender seine eigene Vorstellung zurechtlegen. Ob man die Wirbel so sieht, wie sie tatsächlich aussehen, oder eventuell nur stilisiert, ist Nebensache. Sehr nützlich ist die Vorstellung von Wärme und Kraft der Muskeln.

Wichtig

Dies ist die einzige komplexe und mehrachsige Übung. Hier ist es besonders wichtig, den vorgeschlagenen Übungsgang genau zu beachten.

Hilft bei

- Cervikalsyndrom ohne strukturelle Störungen: Muskelverspannungen, Reizzustände, Überlastungen und Fehlhaltungen.
- Bei Bandscheibenvorfall und Bandscheibenvorwölbung mit einiger Vorsicht, keinesfalls über die Schmerzgrenze gehen und die Verspannung oder Verkrampfung vorsichtig auflockern. Eventuell einige Zyklen üben und jedes Mal den Bewegungsumfang ein wenig steigern.
- Selbst bei Lähmungserscheinungen sind die HWS-Übungen (allerdings mit großer Vorsicht geübt) sehr nützlich.

- Bei Schwindel und Kopfschmerzen ist das Grüßen auch eine sehr nützliche Übung.
- Einzig bei bakterieller Knochen- oder Bandscheibenentzündung sind alle Übungen verboten. Im Zweifelsfall immer mit dem Arzt besprechen!

Was wird trainiert?
Alle Strukturen der HWS. Besonders die oberen und unteren Kopfgelenke, die Wirbelgelenke, Bandscheiben und alle Muskeln, die an der Innenseite der Drehung gestärkt und an der Außenseite gedehnt werden.

Die Brustwirbelsäule (BWS)

Die BWS hat einen deutlich kleineren Bewegungsradius als die HWS und LWS. Die Rückneigung ist durch die dachziegelartigen Dornfortsätze limitiert. Die Seitneigung ist dafür im Brustbereich am größten. Begrenzt wird sie durch die gleichseitigen Rippen, die zusammengepresst werden, während sie auf der Gegenseite auseinandergezogen werden. Bei der Drehung ist eine Abnahme des Bewegungsumfangs von oben nach unten zu beobachten: Die HWS dreht am besten, dann folgt die BWS und auf Grund der Stellung der Wirbelgelenke ist hier die LWS das Schlusslicht.

Die Sitzhaltung ist die gleiche wie bei den Übungen für die HWS.

Eine Schulter hinauf

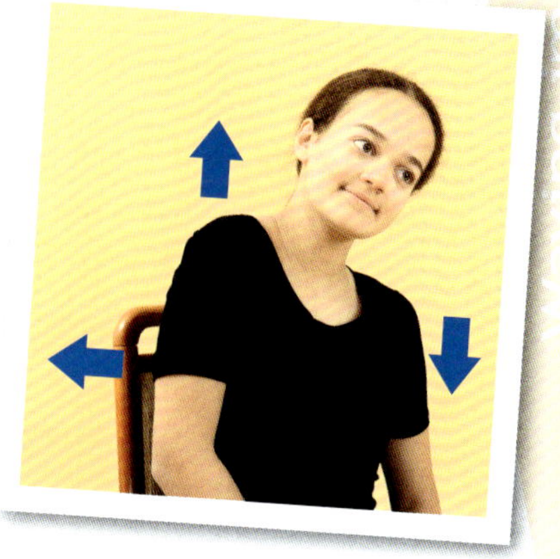

Übungsgang
Einatmen und die rechte Schulter dabei hochziehen und die linke Schulter gleichzeitig hinunterdrücken (Dauer 3 bis 4 Sek.). Der Kopf wird dabei leicht geneigt, und zwar zu der Schulter, die hinuntergedrückt wird, also jetzt nach links. Dadurch wird der obere Teil der Brustwirbelsäule seitlich nach rechts gebeugt. Ausatmen, die

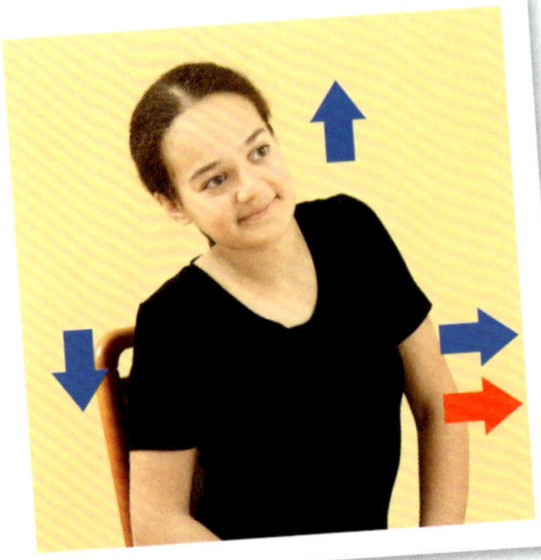

linke Schulter dabei hochziehen und die rechte Schulter gleichzeitig hinunterdrücken (Dauer 3 bis 4 Sek.). Kopf leicht nach rechts neigen, der obere Teil der Brustwirbelsäule wird jetzt in der Gegenbewegung seitlich nach links gebeugt.

Beim Atmen visualisieren

Bei Schmerzen: Ausatmen und die Schmerzen in der Gegenbewegung aus der konvexen Seite der Brustwirbelsäule zur Seite hinausdrücken. Der Schmerz wird beim Ausatmen mit starkem Willen und gebündelter Konzentration vertrieben und verbannt. Dabei darf man ruhig trotzig und sogar zornig sein. Die Psyche hat eine enorme Potenz und ist in der Lage, Schmerzen tatsächlich zu vermindern oder sogar gänzlich zu vertreiben.

Beim Training ohne Schmerzen: Beim Ein- und besonders beim Ausatmen wird während des Übens die Bestfunktion der BWS herbeigesehen. Der obere Teil des Rückens wird warm und sehr gut beweglich. Wir spüren die Schultern und jeden einzelnen Wirbel der oberen Wirbelsäule und jeden Muskel.

Wichtig

Die Wirbelsäule soll beim Üben nicht rotiert werden und der Oberkörper soll gerade bleiben und nicht nach vorne gebeugt werden.

Hilft bei

- Schmerzzuständen an der oberen Brustwirbelsäule und an den Schultern,
- Arthrosen der Wirbelgelenke,
- Abnutzungen der Wirbel und Bandscheiben,
- Blockaden der oberen Brustwirbel,
- muskulären Verspannungen.

Was wird trainiert?

Trapezmuskel (obere Fasern heben, untere Anteile senken die Schulter), der Schulterblattheber, die Rhombusmuskeln, der Latissimus, der große und kleine Brustmuskel, der Deltamuskel und die Rotatorenmanschette. Rippen- und Wirbelbogengelenke der oberen Wirbelsäule, Bandscheiben und Bandverbindungen.

Schultern drehen

Übungsgang

Einatmen und die rechte Schulter dabei nach vorne drehen und linke Schulter gleichzeitig nach hinten drehen (Dauer 3 bis 4 Sek.). Der Kopf dreht dabei leicht mit und die obere BWS rotiert nach links. Ausatmen und die linke Schulter dabei nach vorne drehen und die rechte Schulter gleichzeitig nach hinten drehen (Dauer 3 bis 4 Sek.). Kopf leicht mit nach rechts drehen, der obere Teil der Brustwirbelsäule wird jetzt in der Gegenbewegung nach rechts gedreht. Und genau dorthin, nämlich nach rechts, wird der Schmerz der Brustwirbelsäule aus dem Rücken vertrieben.

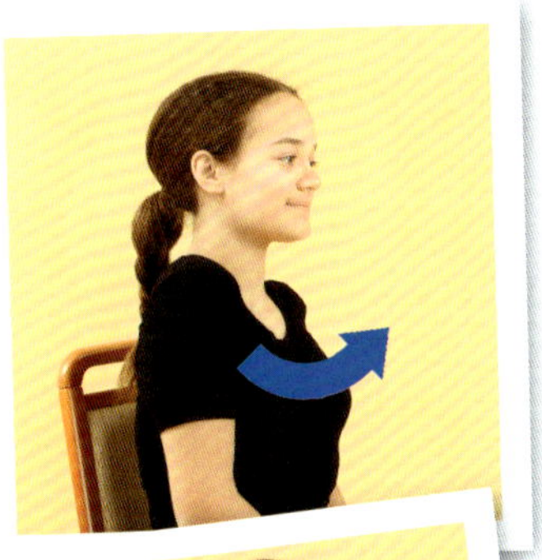

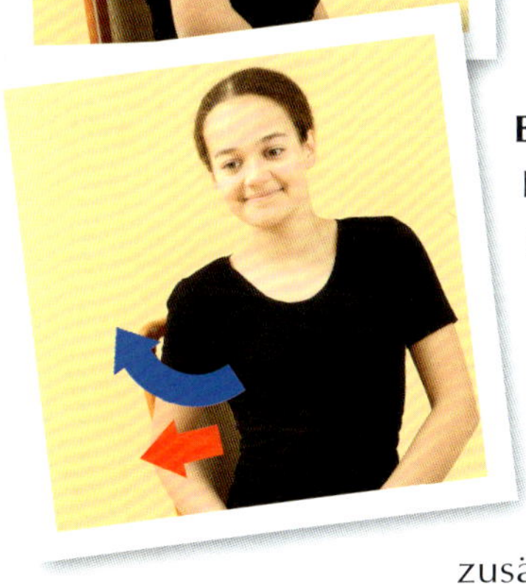

Beim Atmen visualisieren

Bei Schmerzen: Ausatmen und die Schmerzen in der Gegenbewegung aus dem Rücken, sprich aus der Brustwirbelsäule, nach hinten hinausdrücken. Die Kraft der Psyche hilft uns tatsächlich, Schmerzen zu vertreiben. Die Psyche kann wie eine zusätzliche Spritze, wie ein zusätzliches Medikament, wie eine zusätzliche physikalische Methode eingesetzt werden – aber sie ist noch wesentlich kräftiger und wirksamer als diese Therapien und sie hat keine schädlichen Nebenwirkungen. Das Einsetzen der „psychischen Therapiekomponente" benötigt allerdings ein bisschen Training. Sie funktioniert bei den meisten Menschen nicht sofort, aber es zahlt sich aus, diese Fähigkeit zu erwerben und zu erhalten.

Beim Training ohne Schmerzen: Bei den Rotationen der oberen BWS kommt es darauf an, jeden Wirbel zu lösen und zu lockern. Spüren Sie ein angenehmes Ziehen, wenn sich die Rückenmuskulatur dehnt. Ihr Rücken wird geschmeidig und locker, die Wirbelgelenke werden gut beweglich und die Muskeln warm und kräftig.

Wichtig
Gerade sitzen. Bitte versuchen Sie nur den oberen Teil der BWS zu drehen. Der Kopf geht bei den Drehungen mit, er macht aber keine eigenständigen Zusatzbewegungen.

Hilft bei
- Schmerzzuständen an der oberen Brustwirbelsäule und an den Schultern,
- Arthrosen der Wirbelgelenke,
- Abnutzungen der Wirbel und Bandscheiben,
- Blockaden der oberen Brustwirbel,
- muskulären Verspannungen.

Was wird trainiert?
Der Trapezmuskel, Latissimus, der Schulterblattheber, Rhombenmuskeln, Riemenmuskel, die Rotatoren, kurze Rückenmuskeln, weiters der Sägemuskel, der Deltamuskel sowie der große und kleine runde Armmuskel (Teres major und minor). Die Wirbel, Gelenke und Bänder der oberen BWS werden mobilisiert und trainiert.

Groß und klein machen

Übungsgang
Während bei den einseitigen Übungen die Muskultur seitenweise gegenläufig trainiert wird, werden bei dieser Übung die Muskeln seitengleich angespannt. Versuchen Sie sich im Sitzen groß zu machen, werden Sie ein „Sitzriese“! Einatmen und den Schultergürtel nach oben zur Decke ziehen, aufrichten und groß machen, besonders aus der BWS. Die BWS wird dabei gestreckt und lang gemacht (Dauer 3 bis 4 Sek.).

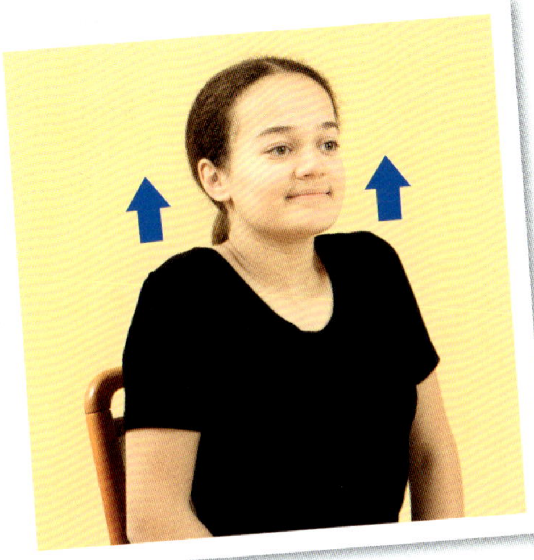

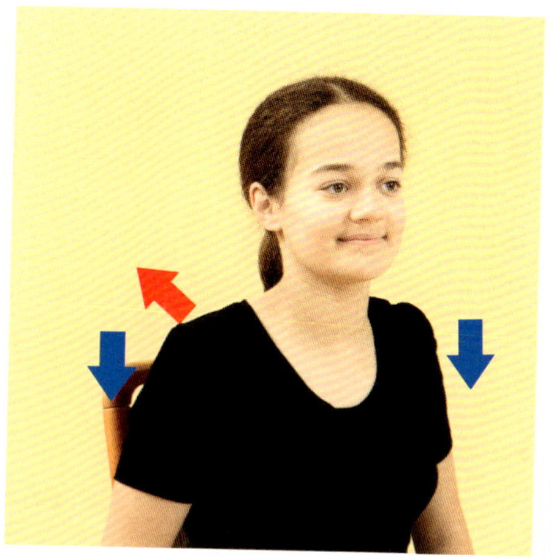

Ausatmen und zusammensinken, den Muskeltonus spürbar nachlassen (Dauer 3 bis 4 Sek.). Den Schmerz nach hinten aus der BWS hinaustreiben.

Beim Atmen visualisieren

Bei Schmerzen: Ausatmen und die Schmerzen in der Gegenbewegung beim Zusammensinken aus der Brustwirbelsäule nach hinten hinausdrücken. Der Schmerz wird beim Ausatmen mit starkem Willen und gebündelter Konzentration vertrieben und verbannt. Drücken Sie Ihre Rückenschmerzen hinaus! Zeigen Sie, dass Sie und nicht der Schmerz „Herr im Körperhaus" sind!

Beim Training ohne Schmerzen: Beim Ein- und besonders beim Ausatmen wird während des Übens die Dehnung, die „Länge" der BWS gesehen und gespürt. Der obere Teil des Rückens wird warm und sehr lang. Wir spüren jeden einzelnen Wirbel der oberen Wirbelsäule und jeden Rückenmuskel. Wir spüren, wie gut und geschmeidig die einzelnen Wirbel nun arbeiten, es ist eine Freude, eine solche Wirbelsäule zu haben!

Wichtig

Beachten Sie, dass Sie bei dieser Übung nur die obere BWS trainieren wollen. Es soll keine Summationsbewegung der gesamten Wirbelsäule werden, sondern Sie strecken, dehnen und kräftigen vorwiegend die obere

Brustwirbelsäule. Bitte konzentrieren Sie sich darauf, damit sie eine größere Effektivität erreichen.

Hilft bei

- Schmerzzuständen an der oberen Brustwirbelsäule und an den Schultern,
- Arthrosen der Wirbelgelenke,
- Abnutzungen der Wirbel und Bandscheiben,
- Blockaden der oberen Brustwirbel,
- muskulären Verspannungen.

Was wird trainiert?

Mobilisierung der Wirbel und Wirbelgelenke, Ernährung der Bandscheiben durch Aktivierung des Pumpmechanismus, Kräftigung der Wirbelsäulenbänder, Entfaltung der Lunge und Belüftung der Bronchien. Dehnung und Training der Schulterblattheber, des Trapezmuskels, des Sägemuskels, der autochthonen Muskeln, der Zwischenrippenmuskulatur, der Brustmuskeln, aber auch des Latissimus, der beiden Teres und des Riemenmuskels.

Brust heraus

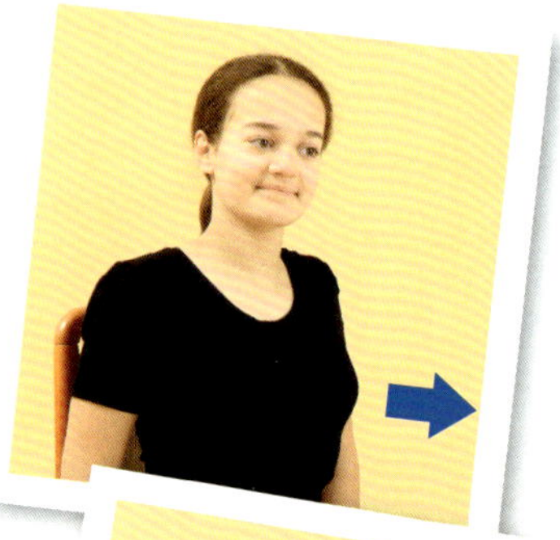

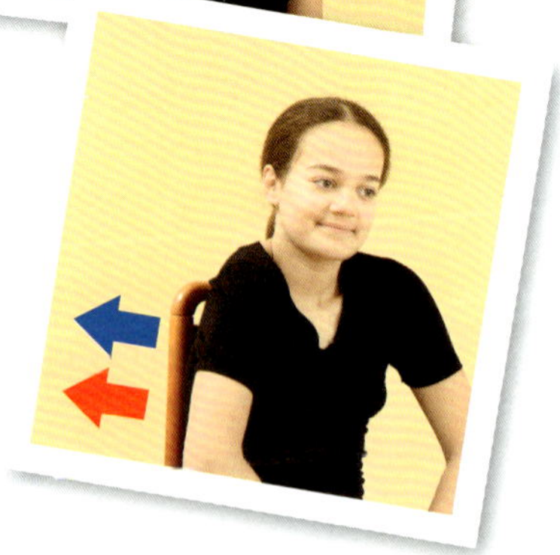

Übungsgang

Einatmen und die Brust weit nach vorne drücken (Dauer 3 bis 4 Sek.).

Ausatmen und die Brust stark gegen die Sessellehne nach hinten drücken (Dauer 3 bis 4 Sek.). Den Schmerz nach hinten aus der BWS in die Sessellehne hinaustreiben.

Beim Atmen visualisieren

Bei Schmerzen: Atmen Sie aus und drücken Sie den mittleren Teil des Rückens gegen die Sessellehne und vertreiben Sie mit starkem Willen den Schmerz aus der Brustwirbelsäule nach hinten. Der Schmerz wird beim Ausatmen mit starkem Willen und gebündelter Konzentration vertrieben und verbannt. Drücken Sie Ihre Rückenschmerzen hinten hinaus!

Beim Training ohne Schmerzen: Strecken Sie die Brust heraus, so weit wie Sie können. Spüren Sie die Wölbung der mittleren BWS nach vorne. Ein herrliches Gefühl, jeder einzelne Wirbel wird mobil. Nun, in der Gegenbewegung, drücken wir die Dornfortsätze nach hinten, der Sessel muss sehr stabil sein, so pressen wir dagegen! Spüren Sie die Muskulatur und jeden Wirbel, wie wunderbar er arbeitet.

Wichtig
Beachten Sie, dass Sie bei dieser Übung nur die mittlere BWS trainieren wollen. Konzentrieren Sie sich darauf, bei sonst geradem Rücken nur die Brustwirbel zu trainieren.

Hilft bei
- Schmerzzuständen an der mittleren Brustwirbelsäule,
- Arthrosen der Wirbelgelenke,
- Abnutzungen der Wirbel und Bandscheiben,
- Blockaden der Brustwirbel,
- muskulären Verspannungen.

Was wird trainiert?
Die Brustwirbel und Brustwirbelgelenke werden mobilisiert, Bandscheiben und Rippen, Rippenmuskeln und Bänder. Folgende Muskeln werden gedehnt und trainiert: Schulterblattheber, Rhombenmuskeln, Latissimus, beide runden Armmuskeln, Sägemuskel, die autochthone Rückenmuskulatur und nicht zuletzt die Bauch- und Brustmuskulatur.

Solarplexus heraus

Übungsgang
Der Solarplexus, ein wichtiges Nervengeflecht im oberen Bauchraum, befindet sich in der Gegend des Magens. Einatmen und den Solarplexus und

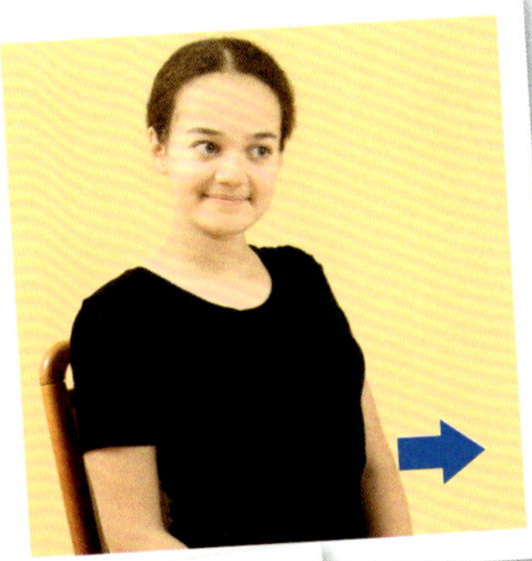

damit die untere BWS nach vorne drücken. Man kann auf der Wirbelsäule wie auf einem Klavier spielen und genau die benötigten Wirbel bewegen, mobilisieren und damit behandeln (Dauer 3 bis 4 Sek.).

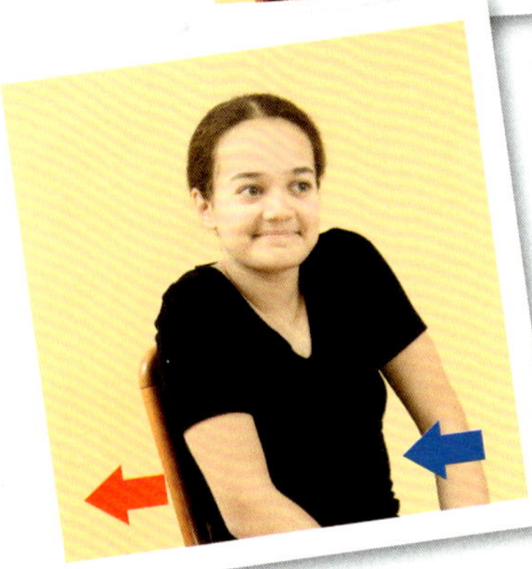

Ausatmen und die untere Brustwirbelsäule stark gegen die Sessellehne nach hinten drücken (Dauer 3 bis 4 Sek.). Den Schmerz wieder nach hinten aus der BWS in die Sessellehne hinaustreiben.

Beim Atmen visualisieren

Bei Schmerzen: Ausatmen und die Schmerzen in der Gegenbewegung beim Drücken nach hinten aus der unteren Brustwirbelsäule nach hinten hinausdrücken. Der Schmerz wird beim Ausatmen nach hinten gedrückt und mit dem Willen auf Dauer vertrieben.

Beim Training ohne Schmerzen: Spüren Sie den Wirbeln beim Trainieren nach und merken Sie, dass sie sich gut mobilisieren und ihre Funktion verbessern.

Wichtig

Beachten Sie, dass Sie bei dieser Übung nur die untere BWS trainieren wollen. Es soll wieder keine Summationsbewegung der gesamten Wirbelsäule werden, sondern Sie strecken, dehnen und kräftigen vorwiegend die untere Brustwirbelsäule. Bitte konzentrieren Sie sich darauf, damit Sie eine größtmögliche Effizienz erreichen.

Hilft bei

- Schmerzzuständen an der unteren Brustwirbelsäule,
- Arthrosen der Wirbelgelenke,
- Abnutzungen der Wirbel und Bandscheiben,
- Blockaden der unteren Brustwirbel,
- muskulären Verspannungen.

Was wird trainiert?
Die Brustwirbel und Brustwirbelgelenke werden mobilisiert, Bandscheiben, Rippen und Bänder. Folgende Muskeln werden gedehnt und trainiert: Rippenmuskeln, Latissimus, Sägemuskel, die autochthone Rückenmuskulatur, Psoas, Quadratus lumborum u.a., die Bauch- und Brustmuskulatur.

Die Lendenwirbelsäule (LWS)

Niere vor

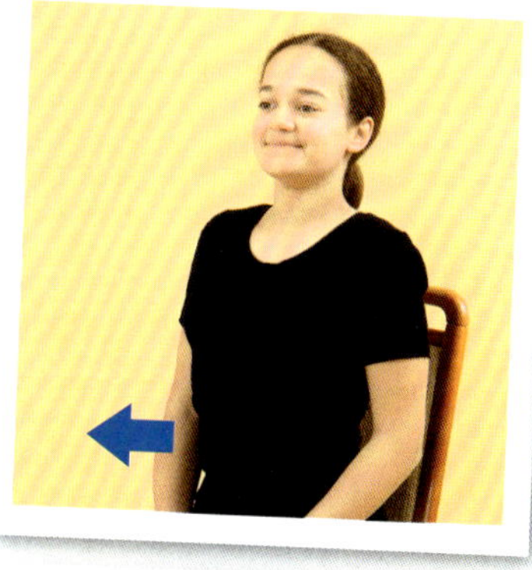

Übungsgang
Weiter geht es am Wirbelsäulenklavier: Die Nieren sind im Bereich der oberen und mittleren LWS zu finden. Einatmen und die Nierengegend mitsamt der oberen LWS nach vorne drücken (Dauer 3 bis 4 Sek.).

Ausatmen und die obere LWS stark gegen die Sessellehne nach hinten drücken (Dauer 3 bis 4 Sek.). Den Schmerz nach hinten aus der LWS in die Sessellehne hinausdrücken.

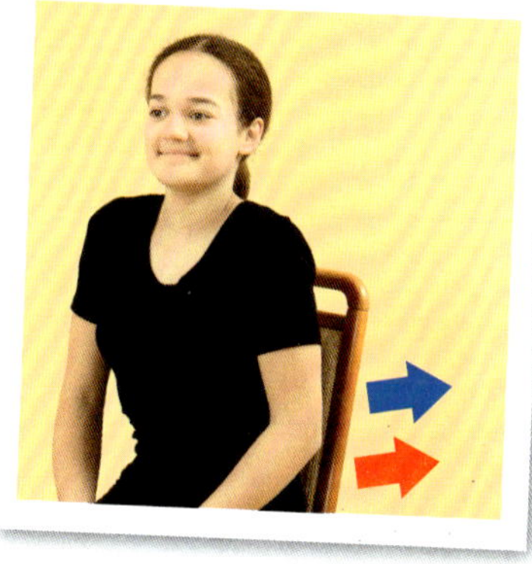

Beim Atmen visualisieren
Bei Schmerzen: Ausatmen und die Schmerzen in der Gegenbewegung beim Drücken nach hinten aus der oberen und mittleren Lendenwirbelsäule nach hinten hinausdrücken. Der Schmerz wird beim Ausatmen nach hinten in die Sessellehne gedrückt und mit starkem Willen herausgetrieben.

Beim Training ohne Schmerzen: Spüren Sie den Wirbeln beim Trainieren nach und merken Sie, dass sie sich gut mobilisieren und ihre Funktion verbessern. Spüren Sie auch Ihre Rückenmuskeln, sie werden warm, geschmeidig und funktionieren einwandfrei.

Wichtig
Nun wissen Sie schon, wie man das jeweilige spezielle Wirbelsäulensegment trainiert und behandelt. Bitte konzentrieren Sie sich auf genau den Wirbelsäulenabschnitt, der gerade bewegt werden soll.

Hilft bei
- Schmerzzuständen an der oberen Lendenwirbelsäule,
- Bandscheibenvorwölbungen und -vorfällen,
- Arthrosen der Wirbelgelenke,
- Abnutzungen der Wirbel und Bandscheiben,
- Blockaden der Lendenwirbel,
- muskulären Verspannungen.

Was wird trainiert?
Lendenwirbelgelenke werden mobilisiert, Bandscheiben durchwalkt und ernährt und Bänder werden gestärkt. Muskulär werden besonders die autochthone Rückenmuskulatur, Psoas, Quadratus lumborum und vor allem die Bauchmuskulatur trainiert.

Becken drücken

Wir sind nun an der unteren LWS angelangt.

Übungsgang
Einatmen und das Becken mit samt der unteren LWS nach vorne drücken (Dauer 3 bis 4 Sek.).

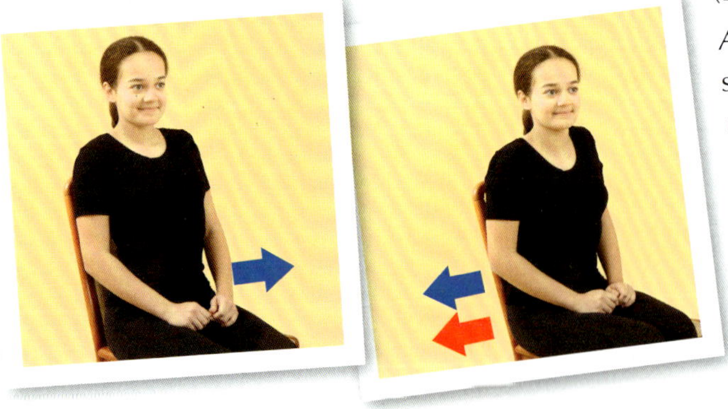

Ausatmen und die obere LWS stark gegen die Sessellehne nach hinten drücken (Dauer 3 bis 4 Sek.).

Den Schmerz nach hinten aus dem Becken und der unteren LWS in die Sessellehne hinausdrücken.

Beim Atmen visualisieren

Bei Schmerzen: Ausatmen und die Schmerzen in der Gegenbewegung beim Drücken nach hinten in die Sessellehne und in die Sitzfläche hinausdrücken. Diese Wirbelsäulengegend ist die am häufigsten von Schmerzen geplagte, hier ist die Schwachstelle der meisten Menschen. Daher wird die Übung eine der am häufigsten geübten sein.

Beim Training ohne Schmerzen: Gerade in dieser Region ist die Vorbeugung sehr wichtig. Trainieren Sie die untere LWS besonders sorgfältig und häufig. Spüren Sie die Kraft kommen und die Muskulatur geschmeidig und flexibel werden. Spüren Sie Sicherheit und Stabilität der Wirbel und die Beweglichkeit der Wirbelgelenke.

Wichtig

Nun wissen Sie schon, wie man das jeweilige spezielle Wirbelsäulensegment trainiert und behandelt. Bitte konzentrieren Sie sich auf genau den Wirbelsäulenabschnitt, der gerade bewegt werden soll.

Hilft bei

- Schmerzzuständen an der unteren Lendenwirbelsäule,
- Bandscheibenvorwölbungen und -vorfällen,
- Arthrosen der Wirbelgelenke,
- Abnutzungen der Wirbel und Bandscheiben,
- Blockaden der Lendenwirbel,
- muskulären Verspannungen.

Was wird trainiert?

Eine Übung für Kreuz-Darmbein-Gelenke (Iliosakralgelenke – ISG) und die unteren Bandscheiben, die auch häufig Abnutzungen und Vorfälle zeigen. Ebenso werden die Bänder trainiert (vor allem die sogenannten Iliolumbalbänder). Die Lendenwirbelgelenke werden mobilisiert. Muskulär werden besonders die untere autochthone Rückenmuskulatur, Psoas, Quadratus lumborum, Adduktoren, Gesäßmuskulatur, Quadriceps, ischiokrurale Muskulatur und besonders der Spanner der Oberschenkelbinde (Tensor fasciae latae) und vor allem die Bauchmuskulatur trainiert.

Bein schieben

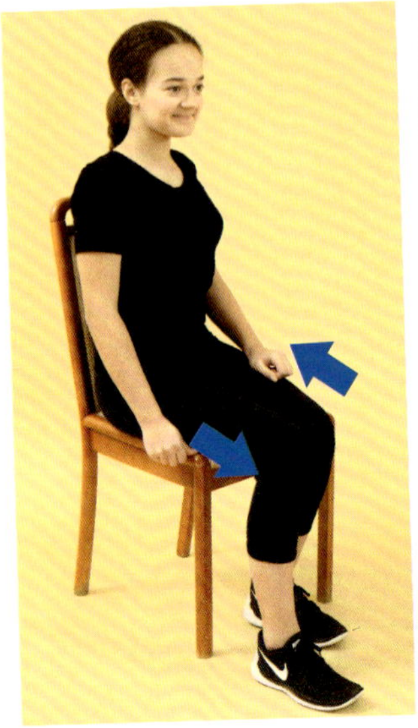

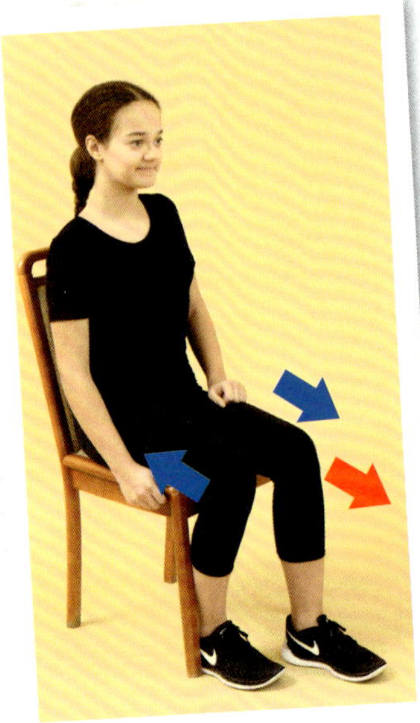

Übungsgang

Einatmen und das rechte Bein nach vorne drücken, länger machen (Dauer 3 bis 4 Sek.). Gleichzeitig wird das linke Bein quasi eingezogen, kürzer gemacht, nach oben gezogen.

Ausatmen und das linke Bein nach vorne drücken, länger machen (Dauer 3 bis 4 Sek.). Gleichzeitig wird das rechte Bein quasi eingezogen, kürzer gemacht, nach oben gezogen.

Den Schmerz nach unten aus dem linken Bein hinausdrücken. Beim nächsten Zyklus beginnen Sie wie immer mit dem linken Bein und schieben die Schmerzen aus dem rechten Bein.

Beim Atmen visualisieren

Bei Schmerzen: Ausatmen und die Schmerzen in der Gegenbewegung beim Beinwechsel nach unten aus dem Bein hinausdrücken. Drücken Sie die Schmerzen nach unten aus dem Bein heraus, nehmen Sie all Ihre Konzentrationsfähigkeit zusammen und drücken Sie mit aller Macht die Schmerzen weg.

Beim Training ohne Schmerzen: Trainieren Sie die untere LWS und die Kreuz-Darmbein-Gelenke sorgfältig und häufig. Fühlen Sie die besser werdende Funktion des wichtigen Übergangs zwischen LWS und Becken, denn sie ist besonders schmerzanfällig.

Wichtig

Gerades Sitzen und sorgfältige Ausführung sind wichtig und führen zum Erfolg.

Hilft bei

- Schmerzzuständen an der unteren Lendenwirbelsäule,
- Bandscheibenvorwölbungen und -vorfällen,
- Arthrosen der Wirbelgelenke,
- Abnutzungen der Wirbel und Bandscheiben,
- Blockaden der unteren Lendenwirbel und Kreuz-Darmbein-Gelenke,
- muskulären Verspannungen im Übergang LWS zum Becken.

Was wird trainiert?

Kreuz-Darmbein-Gelenke (Iliosakralgelenke – ISG) und die unteren Bandscheiben, die durchwalkt und ernährt werden. Außerdem die unteren Wirbel und Wirbelgelenke. Muskulär werden besonders die untere autochthone Rückenmuskulatur, der Iliopsoas und der mittlere Gesäßmuskel aktiviert.

Bein heben

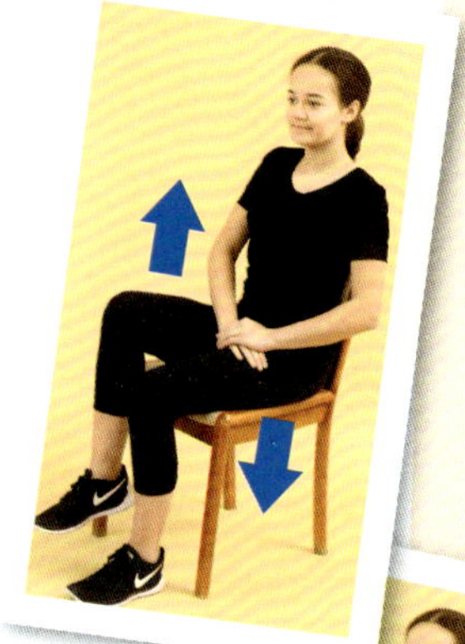

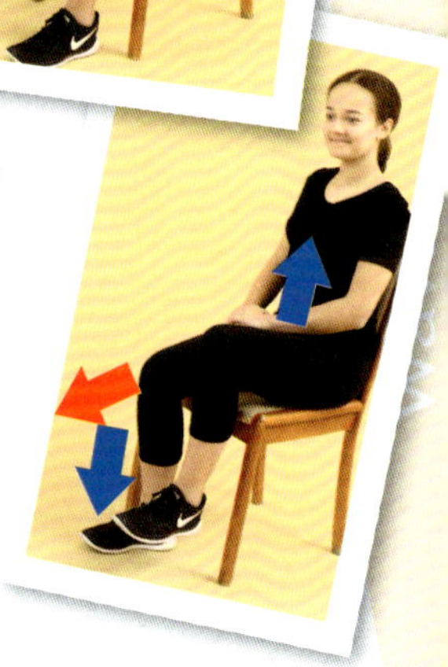

Übungsgang

Einatmen und das rechte Bein in der Hüfte etwa 30° anheben, das Knie dabei beugen. Gleichzeitig wird das linke Bein in der Hüfte gestreckt und förmlich in den Sessel hineingedrückt. Auch das linke Knie ist gebeugt (Dauer 3 bis 4 Sek.).

Ausatmen und Gegenbewegung. Das linke Bein etwa 30° anheben, das Knie dabei beugen. Das rechte Bein etwa 30° anheben, das Knie dabei beugen. Gleichzeitig wird das rechte Bein in der Hüfte gestreckt und förmlich in den Sessel hineingedrückt. Auch das rechte Knie ist weiterhin gebeugt (Dauer 3 bis 4 Sek.).

Den Schmerz nach unten aus dem rechten Bein hinausdrücken. Danach Beinwechsel.

Beim Atmen visualisieren

Bei Schmerzen: Ausatmen und die Schmerzen in der Gegenbewegung aus dem rechten Bein nach unten drücken. Machen Sie das so wie bei der vorigen Übung.

Beim Training ohne Schmerzen: Vorbeugung ist sehr wichtig. Hier können Sie einen sehr guten Beitrag zu Ihrer Gesundheit leisten. Spüren Sie die immer besser werdende Funktion Ihrer LWS, Ihrer Kreuz-Darmbein-Gelenke und der Beckenmuskulatur.

Wichtig

Gerades Sitzen, da eine Beugung der LWS oder des Oberkörpers zu einer Asymmetrie führt und die Übung ineffektiv gestalten würde.

Hilft bei

- Schmerzzuständen an der unteren Lendenwirbelsäule,
- Bandscheibenvorwölbungen und -vorfällen bei L4/L5 und L5/S1,
- Arthrosen der unteren Wirbelgelenke,
- Abnutzungen der unteren Wirbel und Bandscheiben,
- Blockaden der Lendenwirbel und des ISG,
- muskulären Verspannungen.

Was wird trainiert?

Diese Übung trainiert die untere LWS und auch die Hüfte mit den entsprechenden Bandscheiben, Wirbeln, Wirbelgelenken und Gelenkkapseln. Es werden auch die untere autochthone Muskulatur, der Iliopsoasmuskel sowie die anderen Hüftbeuger, mittlerer Gesäßmuskel, Spanner der Oberschenkelbinde (Tensor fasciae latae) und der gerade Oberschenkelmuskel trainiert. Ebenso werden die Hüftstrecker, der große Gesäßmuskel, der mittlere Gesäßmuskel (er ist auch Strecker, je nach seinem Anteil), der Adductor magnus und die sogenannte ischiokrurale Muskulatur aktiviert.

Strecken und Schrumpfen

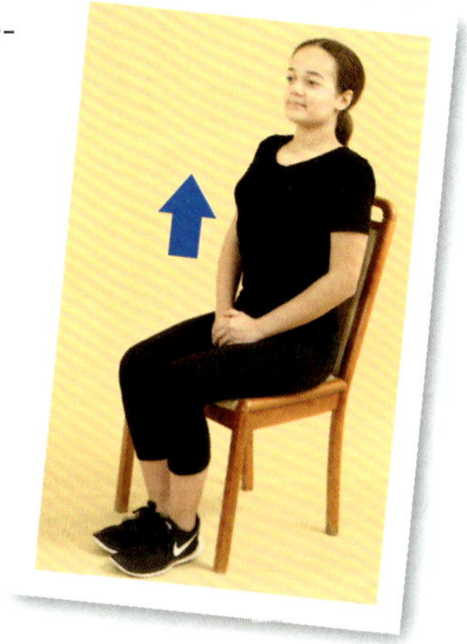

Übungsgang

Einatmen und die LWS groß machen und strecken. Nicht die gesamte Wirbelsäule wird gestreckt, sondern – so weit wie möglich – selektiv nur die LWS (Dauer 3 bis 4 Sek.).

Ausatmen und die LWS wieder schrumpfen lassen. Der Muskeltonus lässt nach und die Bandscheiben pressen ihren Wassergehalt teilweise aus, dadurch rücken die Wirbel einander näher (Dauer 3 bis 4 Sek.).

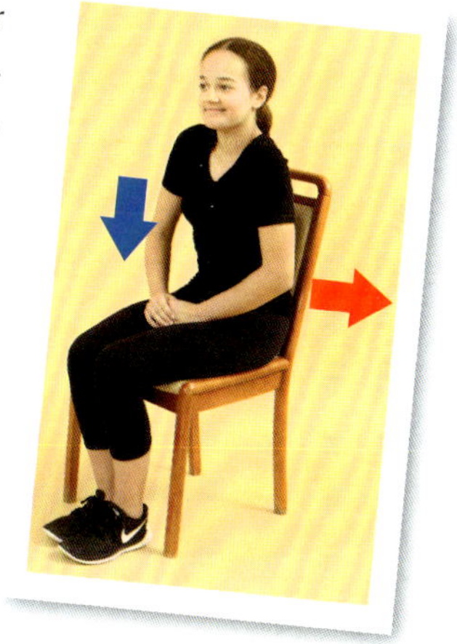

Der Kreuzschmerz wird nach hinten in den Stuhl gepresst.

Beim Atmen visualisieren

Bei Schmerzen: Ausatmen und die Schmerzen in der Gegenbewegung beim Schrumpfen und Einsinken nach hinten in die Sessellehne hinausdrücken.

Beim Training ohne Schmerzen: Gerade in dieser Region ist die Vorbeugung sehr wichtig. Trainieren Sie die untere LWS besonders sorgfältig und häufig. Spüren Sie beim Strecken, wie Ihre Bandscheiben regenerieren und ausgezeichnet funktionieren. Auch die gedehnte Muskulatur wird sich in ihrer Funktion verbessern. Sie spüren die Wärme entlang der Wirbelsäule bis nach vorne in den Bauch.

Wichtig

Nun wissen Sie schon, wie man das jeweilige spezielle Wirbelsäulensegment trainiert und behandelt. Bitte konzentrieren Sie sich auf genau den Wirbelsäulenabschnitt, der gerade bewegt werden soll.

Hilft bei

- Schmerzzuständen an der unteren Lendenwirbelsäule,
- Bandscheibenvorwölbungen und -vorfällen,
- Arthrosen der Wirbelgelenke,
- Abnutzungen der Wirbel und Bandscheiben,
- Blockaden der Lendenwirbel,
- muskulären Verspannungen.

Was wird trainiert?

Die Bandscheiben werden durch den Pumpmechanismus ausgepresst und entfaltet, wobei sie beim Entfalten Wasser und damit auch Nährstoffe aufsaugen. Dadurch werden sie ernährt und können sich regenerieren. Auch die Wirbelgelenke werden gedehnt und mobilisiert. Muskulär werden besonders die untere autochthone Rückenmuskulatur, Psoas, Quadratus lumborum und vor allem die Bauchmuskulatur trainiert.

Seitneigung

Schlussübung: Dehnungsübung für HWS, BWS und LWS.

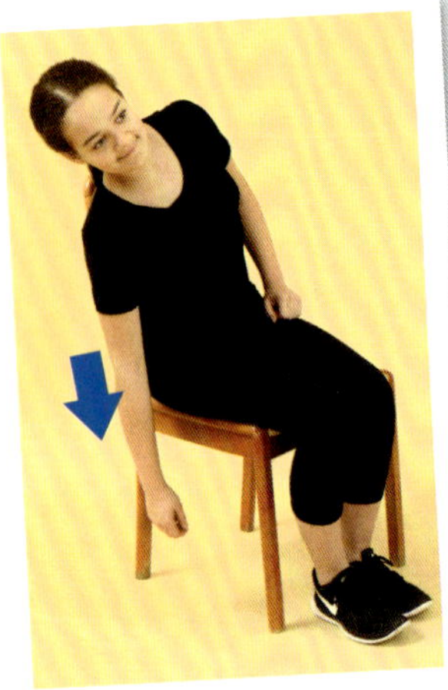

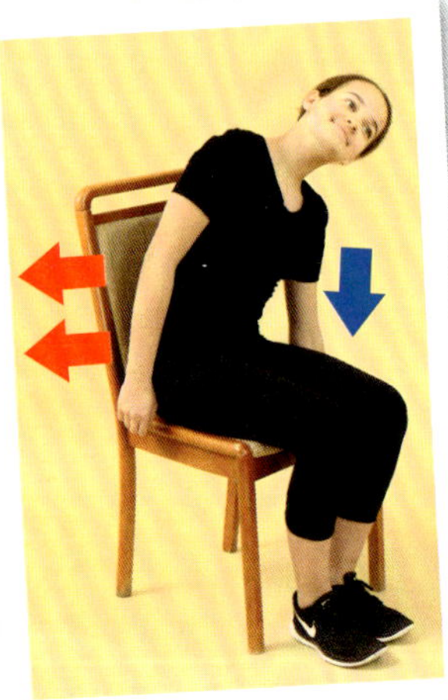

Übungsgang

Einatmen und sitzend die ganze Wirbelsäule vom Kopf bis zur Lende zur Seite neigen (Dauer 3 bis 4 Sek.).

Ausatmen und die Wirbelsäule auf die andere Seite neigen (Dauer 3 bis 4 Sek.).

Beim Atmen visualisieren

Bei Schmerzen: Dehnen Sie und drücken Sie beim Ausatmen die Schmerzen aus der Biegung der Wirbelsäule hinaus.

Beim Training ohne Schmerzen: Diese ideale Schlussübung dehnt die gesamte Rücken- und Rumpfmuskulatur. Spüren Sie die Wärme und die Geschmeidigkeit Ihres Rückens und profitieren Sie von der verbesserten Funktion Ihres gesamten Rückens.

Wichtig

Gerades Sitzen ohne Verdrehung und ohne Vorbeugung, denn die rein seitliche Neigung ist für diese Übung wichtig.

Hilft bei

- Schmerzzuständen an der Wirbelsäule,
- Bandscheibenvorwölbungen und -vorfällen,
- Arthrosen der Wirbelgelenke,
- Abnutzungen der Wirbel und Bandscheiben,
- Blockaden der Wirbelgelenke,
- muskulären Verspannungen.

Was wird trainiert?
Die wichtigen seitlichen Muskelgruppen werden gedehnt und alle Bandscheiben durchwalkt. Die Wirbelgelenke werden mobilisiert und die Bänder gedehnt.

Gelenke

Hüfte

Skifahrer

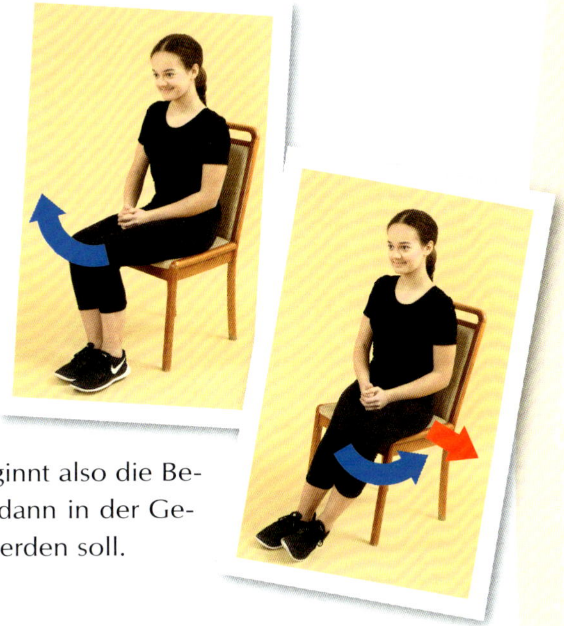

Übungsgang
Einatmen und die gebeugten Knie nach rechts drehen. Beide Beine gehen parallel nach rechts (Dauer 3 bis 4 Sek.).

Ausatmen und die gebeugten Knie in die Gegenrichtung drehen (Dauer 3 bis 4 Sek.).

Dabei den Schmerz aus der rechten Hüfte nach außen drücken. Es beginnt also die Bewegung immer auf die Seite, aus der dann in der Gegenbewegung der Schmerz entfernt werden soll.

Bei Atmen visualisieren
Bei Schmerzen: Drehen Sie gleichzeitig mit dem Ausatmen die Oberschenkel in die Gegenrichtung und treiben Sie mit Ihrer ganzen Willenskraft die Schmerzen aus der Hüfte hinaus. Beginnen Sie mit dem Vertreiben des Schmerzes aus der linken Hüfte, wenn Sie in der Gegenbewegung beim Ausatmen nach links drehen. Wechseln Sie bei der nächsten Übung die Richtung und drehen Sie beim Ausatmen in der Gegenbewegung die

Oberschenkel nach rechts. Dann vertreiben Sie in der Rechtsdrehung die Schmerzen aus der rechten Hüfte.

Beim Training ohne Schmerzen: Drehen Sie die Oberschenkel und spüren Sie Ihre Hüftgelenke von Anschlag zu Anschlag drehen und dabei die immer besser werdende Drehfähigkeit und überhaupt die immer besser werdende Beweglichkeit Ihrer Hüften. Sie spüren auch die Hüftmuskeln, wie sie warm werden und geschmeidig.

Wichtig

Aufrechtes und richtiges Sitzen erleichtert die Übung. Versuchen Sie bis zum Anschlag zu drehen. Wenn dabei Schmerzen auftreten, dann üben Sie zuerst „soft" und tasten Sie sich zu einer vergrößerten Beweglichkeit hin, indem Sie mehrere Zyklen üben.

Hilft bei

- Hüftgelenkabnutzung – Coxarthrose,
- muskulären Hüftproblemen, Muskelverkürzungen,
- Überlastungsschmerzen,
- Bewegungseinschränkungen.

Was wird trainiert?

Hüftgelenk, Gelenkkapsel, Hüftinnen- und -außenrotatoren: Iliopsoas, Gesäßmuskel, Tensor fasciae latae, der birnenförmige Muskel, die Zwillingsmuskeln, die Hüftlochmuskeln und der viereckige Schenkelmuskel. Außerdem die Oberschenkelmuskeln: Schneidermuskel und Adductor magnus.

Leg Spreading

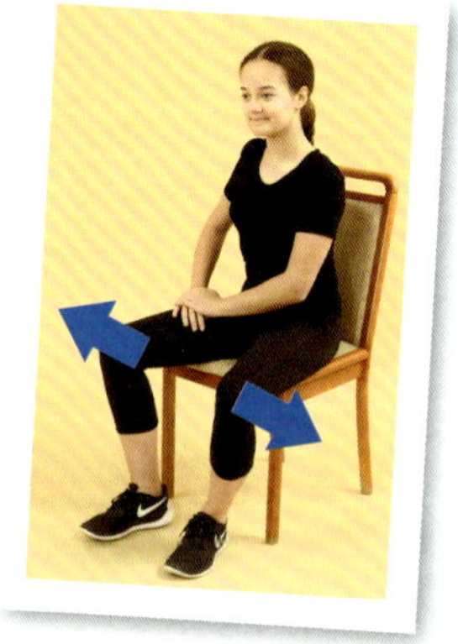

Übungsgang

Einatmen und die gebeugten Knie maximal nach außen abspreizen. Wenn ein Schreibtisch im Weg steht, kann er auch als Widerstand für die isometrische Komponente dieser Übung genutzt werden (Dauer 3 bis 4 Sek.).

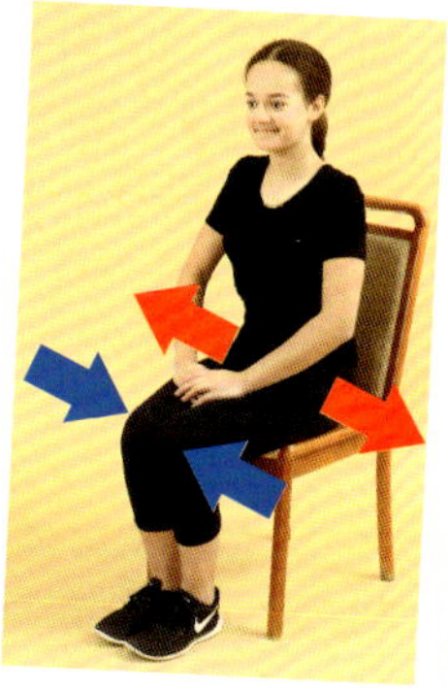

Ausatmen und die gebeugten Knie in der Mitte zusammendrücken (Dauer 3 bis 4 Sek.). Auch das Drücken kann mit unterschiedlicher Kraft geübt werden. Von sanft weich (soft) bis zu kräftig zornig (strong).

Bei Atmen visualisieren

Bei Schmerzen: In der Gegenbewegung beim Zusammendrücken der Knie in der Mitte können Schmerzen aus beiden Hüften nach außen abgeleitet werden. Versuchen Sie mit größter Konzentration zu arbeiten. Wenn Sie Ihre Knie in der Mitte fest zusammendrücken, vertreiben Sie gleichzeitig mit der ganzen enormen Kraft Ihrer Psyche die Schmerzen – so vorhanden – aus beiden Hüften nach außen. Sie werden nach einiger Übung feststellen, wie effektiv Sie sich auch ohne Medikamente und ohne Nebenwirkungen helfen können.

Beim Training ohne Schmerzen: Eine sehr gute Übung, um Kraft in den Adduktoren aufzubauen. Sie sind wichtig, um den Gang zu stabilisieren. Spüren Sie außerdem die Wärme und Funktionssteigerung in den Hüftgelenken und in den Oberschenkeln.

Wichtig

Sitzen Sie gerade mit etwa 90° gebeugten Hüft- und Kniegelenken. Nutzen Sie einen Schreibtisch/Tisch, um in der Endlage der Abspreizung noch gegen den Widerstand des Tisches zu drücken und so Kraft in den Abduktoren aufzubauen.

Hilft bei

- Hüftgelenkabnutzung – Coxarthrose,
- muskulären Hüftproblemen, Muskelverkürzungen, Muskelschwäche,
- Überlastungsschmerzen,
- Bewegungseinschränkungen, Kontrakturen der Adduktoren.

Was wird trainiert?

Hüftgelenk, Gelenkkapsel, hüftabspreizende Muskeln: obere Fasern des großen Gesäßmuskels, mittlerer und kleiner Gesäßmuskel. Hüfte herbeiziehende Muskeln: Adduktoren, Schneidermuskel, untere Fasern des großen Gesäßmuskels, Psoas, äußerer Hüftlochmuskel, ischiokrurale Muskeln.

Überschlagen

Übungsgang

Rechtes Bein über linkes Bein schlagen. Nun wird beim Einatmen für 3 bis 4 Sek. das im Knie gebeugte rechte Bein mit der rechten Hand nach innen gedreht, also aufgestellt.

Die Gegenbewegung erfolgt beim Ausatmen ebenfalls für 3 bis 4 Sek. und dabei wird mit der rechten Hand das rechte Bein nach außen bis in die Horizontale oder – falls möglich (bei beweglichen Frauen) – darüber hinaus gedreht und gedrückt. Bei steifen Männerhüften wird die Horizontale mühsam zu erreichen sein – und nur durch kräftiges Nachdrücken und häufigeres Üben. Schließen Sie wie immer einen zweiten Zyklus an und beüben Sie dabei das linke Bein und die linke Hüfte.

Bei Atmen visualisieren

Bei Schmerzen: Bei der Dehnung lassen Sie die Schmerzen nach unten in die Sitzfläche Ihres Sessels entweichen. Spüren Sie, wie Sie der Schmerz

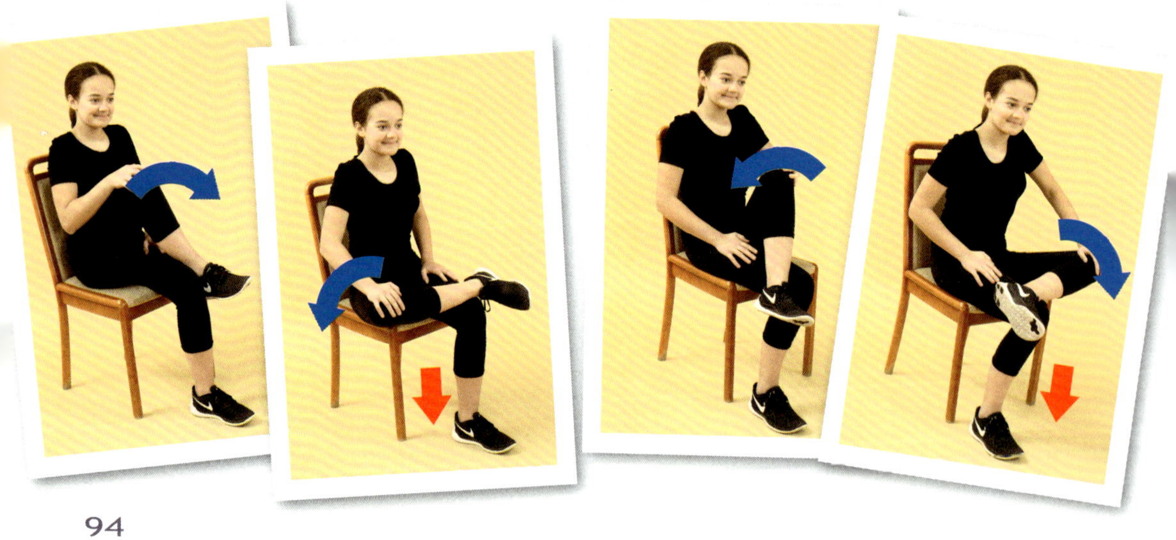

verlässt und wie Sie ihn aktiv aus Ihrer Hüfte und aus Ihrem Leben vertreiben!

Beim Training ohne Schmerzen: Eine gute Übung, um die Adduktoren und auch die Abduktoren und die Gelenkkapsel des Hüftgelenkes zu dehnen. Sie spüren mit jedem Übungsgang, wie die Muskeln länger und geschmeidiger werden. Eine sehr gute Prävention gegen Hüftprobleme.

Wichtig
Besonders muskelstarke, aber verkürzte Männer müssen langsam und „soft" beginnen. Mit einiger Übung werden sie sehr weit bewegen können, da sowohl ihre Gelenkkapsel als auch die Muskulatur länger und geschmeidiger werden.

Hilft bei
- Hüftgelenkabnutzung – Coxarthrose,
- muskulären Hüftproblemen, Muskelverkürzungen, Muskelschwäche,
- Überlastungsschmerzen,
- Bewegungseinschränkungen, Kontrakturen der Adduktoren und Abduktoren der Hüfte.

Was wird trainiert?
Das ist eine Dehnungsübung für die Gelenkkapsel der Hüfte. Gedehnt werden auch die Adduktoren, der Schneidermuskel, die Gesäßmuskeln und der Psoas.

Als weitere Übungen für das Hüftgelenk können noch die bei der LWS beschriebenen Übungen „Bein schieben" und „Bein heben" geübt werden.

Knie

Die Ausgangsstellung für die Knieübungen ist wie bei den meisten anderen Übungen im Sitzen ein gerades und entspanntes Sitzen. Die Arme ruhen möglichst auf Armstützen. Wenn keine Armstützen vorhanden sind, genügt es, die Hände in den Schoß zu legen. Hüften und Kniegelenke sollten etwa 90° gebeugt sein und die Füße ruhen vollflächig auf dem Boden. Grundsätzlich kann in jeder Kleidung gewavt werden, günstig sind eine legere, nicht beengende Kleidung und bequeme Schuhe.

Kokontraktion

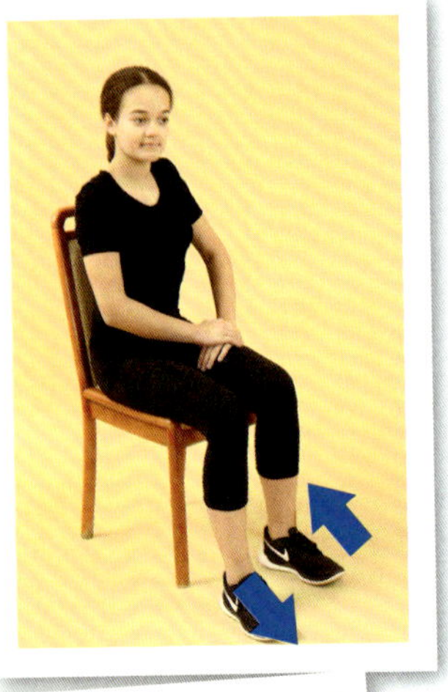

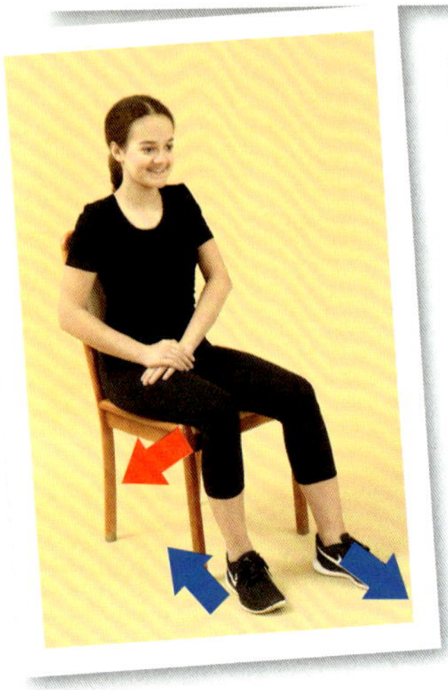

Übungsgang

Sowohl die Beuger, also die Muskeln an der Rückseite des Ober- und Unterschenkels, als auch die Strecker, also die Muskeln an der Vorderseite des Beines, werden angespannt. Der Übende selbst bestimmt, mit welcher Intensität die Anspannung erfolgt.

Einatmen und rechtes Bein aus der rechtwinkeligen Ausgangsstellung etwa 20° (also nicht vollständig) strecken und dabei das linke Knie aus der rechtwinkeligen Ausgangsstellung 20° (also auch nicht voll) beugen. Dabei die Muskelspannung behalten. Beginnen Sie diese Übung mit einer eher geringen Muskelanspannung von etwa nur einem Viertel Ihrer Maximalkraft, also in der Übungsstufe „Soft“ (Dauer 3 bis 4 Sekunden). Wenn Sie sich dabei wohlfühlen, steigern Sie die Anspannung über „Medium“ bis zu „Strong“.

Beim Atmen visualisieren

Bei Schmerzen: Ausatmen und Gegenbewegung. Das linke Bein strecken und das rechte Bein beugen. Knieschmerzen werden beim Ausatmen nach hinten aus der rechten Kniekehle vertrieben (Dauer 3 bis 4 Sek.). Versuchen Sie sich für das Vertreiben von Schmerzen zu motivieren. Sehen Sie sich selbst mit einem wunderbaren Knie ohne Schmerzen. Jedes Mal beim Ausatmen! Nach etwas Übung werden Sie sehen, dass es tatsächlich funktioniert. Ihr Knie wird Ihnen nicht mehr diese Schmerzen bereiten! Danach beginnen Sie die Übung wieder mit dem rechten Bein und vertreiben die Schmerzen aus dem linken Knie.

Beim Training ohne Schmerzen: Eine sehr gute Übung, um ohne viel Aufwand und quasi „im Vorbeisitzen" Muskeln aufzubauen und zu stärken. Das Knie ist ein Gelenk, das auf eine gute Muskelführung und ebenso auf gute muskuläre Stabilisierung angewiesen ist, da es ansonsten nicht gut funktionieren kann.

Wichtig
Trotz der Muskelanspannung bitte nicht auf die Atemtechnik und das Visualisieren vergessen!

Hilft bei

- Knorpelschäden,
- Gonarthrose (Kniegelenkabnutzung),
- Kniescheibenproblemen, die oft mit Muskelkräftigung vergehen, da sie neben der Knochenfehlanlage hauptsächlich von zu schwacher Muskulatur an der Innenseite des Oberschenkels herrühren,
- Muskelschwäche,
- schwachen Bändern, besonders Kreuzbändern,
- nach Unfällen und Operationen.

Was wird trainiert?
Bei dieser Übung trainieren wir gleichzeitig die beugenden und streckenden Muskeln des Kniegelenkes: Die Strecker befinden sich an der Vorderseite des Oberschenkels und heißen Vastus med., intermed. und lat. sowie Rectus femoris. Sie bilden gemeinsam den berühmten 4-köpfigen Muskel, Musculus quadriceps. Die Beuger sind an der Rückseite des Oberschenkels lokalisiert und sind der Biceps, der auch den Unterschenkel nach außen dreht, und der halbsehnige (Semitendinosus), der halbmembranöse (Semimembranosus) und der grazile Muskel (Gracilis), die auch nach innen drehen, sowie der Kniekehlenmuskel (Popliteus).

Knie strecken

Übungsgang

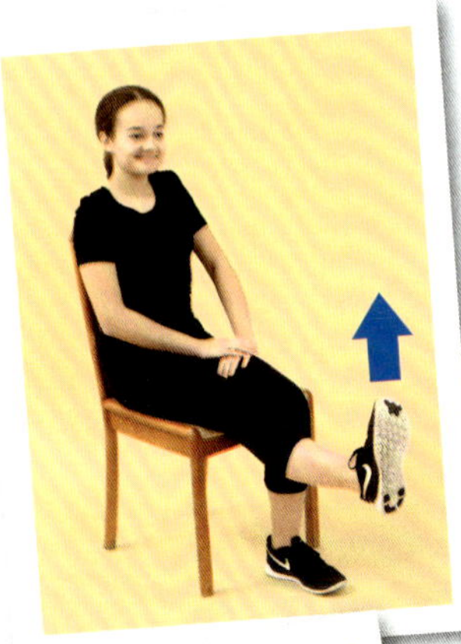

Aus der Grundstellung, beide Knie sind rechtwinkelig gebeugt, wird zunächst beim Einatmen das rechte Bein gestreckt (so weit wie möglich, Dauer 3 bis 4 Sek.) und die Zehen werden zusätzlich kraftvoll nach oben gezogen, danach Ausatmen und das rechte Bein in die Grundstellung zurückstellen. Das linke Bein wird nun gestreckt und Zehen fest nach oben gezogen (Dauer 3 bis 4 Sek.).

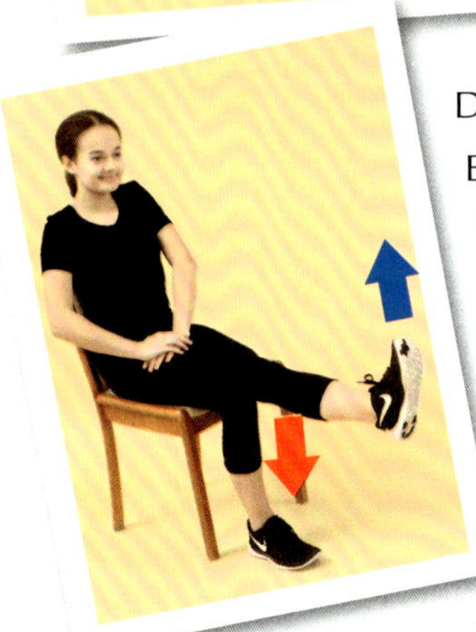

Beim Atmen visualisieren

Bei Schmerzen: Ausatmen und Gegenbewegung. Schmerzen werden nach hinten zuerst aus der linken Kniekehle hinausgedrückt (Dauer 3 bis 4 Sek.). Dann Beinwechsel.

Beim Training ohne Schmerzen: Führen Sie auch diese Übung häufig durch und sehen Sie beim Visualisieren Ihre Muskeln wachsen, den Knorpel gut ernährt und durchwalkt und Ihr Knie sehr gut funktionieren.

Wichtig

Sollte Ihnen beim Strecken eine Schreibtischblende oder ein anderer fester Gegenstand im Weg sein, können Sie Ihn gleich als Widerlager nutzen und dagegendrücken. Dann ist die Übung isometrisch.

Hilft bei

- Knorpelschäden,
- Gonarthrose (Kniegelenkabnutzung),
- Kniescheibenproblemen,
- Muskelschwäche,
- schwachen Bändern, besonders Kreuzbändern,
- nach Unfällen und Operationen.

Was wird trainiert?
Die Strecker an der Vorderseite des Oberschenkels, nämlich wieder der Vastus med., intermed. und lat. sowie Rectus femoris, also der vierköpfige Muskel, Musculus quadriceps.

Auf der Spitze

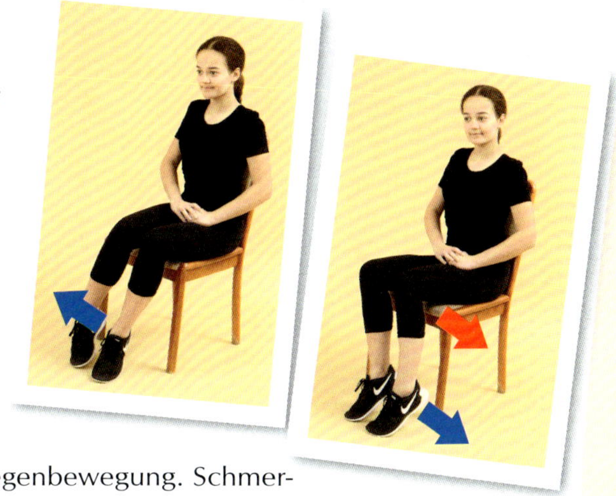

Übungsgang
Einatmen, beide Füße werden auf die Spitze gestellt und die Fersen dann bis zum Anschlag nach rechts gedreht (Dauer 3 bis 4 Sek.).

Ausatmen und beide Fersen wieder zurückdrehen und dann ganz nach links weiterdrehen (Dauer 3 bis 4 Sek.).

Beim Atmen visualisieren
Bei Schmerzen: Ausatmen und Gegenbewegung. Schmerzen werden wieder nach hinten aus der linken Kniekehle hinausgedrückt (Dauer 3 bis 4 Sek.). Dann Wechsel und Fersendrehen nach links.

Beim Training ohne Schmerzen: Drehen Sie die Knie, um den Knorpel gut durchzuwalken und um die Rotatoren zu trainieren. Die Bänder, Menisken und Gelenkkapseln werden richtig durchgearbeitet. Die Drehbewegung ist wichtig, fühlen Sie Ihre Knie sehr gut funktionieren und spüren Sie die Wärme in Ihren Muskeln.

Wichtig
Versuchen Sie die Knie in einem gleichbleibenden Abstand zu halten und die Unterschenkel parallel zu bewegen.

Hilft bei
- Knorpelschäden,
- Gonarthrose (Kniegelenkabnutzung),

- Kniescheibenproblemen,
- Muskelschwäche,
- schwachen Bändern, besonders Kreuzbändern,
- nach Unfällen und Operationen.

Was wird trainiert?

Die Beuger im Knie sind gleichzeitig auch Dreher (Rotatoren) des Unterschenkels. Die Außendrehung übernimmt der lange Kopf des Biceps und die Innendrehung die Muskeln des sogenannten „Gänsefußes", also des Pes anserinus. Das sind der halbsehnige (Semitendinosus), der halbmembranöse (Semimembranosus) und der grazile Muskel (Gracilis), die auch nach innen drehen, sowie der Kniekehlenmuskel (Popliteus). Außerdem werden die Fußbeuger trainiert und die Fußheber gedehnt.

Auf der Ferse

Übungsgang

Die gleiche Übung wie die letzte – aber auf den Fersen. Einatmen, beide Füße werden auf die Ferse gestellt und die Zehen dann bis zum Anschlag nach rechts gedreht (Dauer 3 bis 4 Sek.).

Ausatmen und beide Vorfüße wieder zurückdrehen und dann ganz nach links weiterdrehen (Dauer 3 bis 4 Sek.).

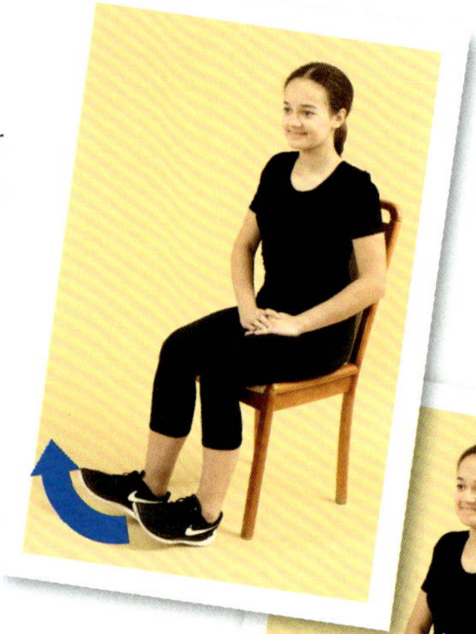

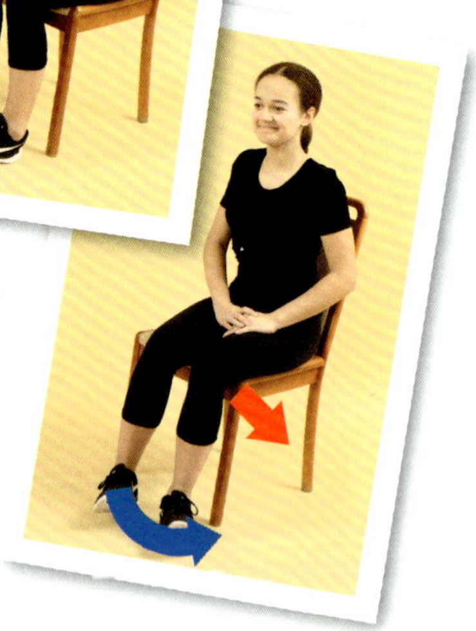

Beim Atmen visualisieren

Bei Schmerzen: Schmerzen werden beim Ausatmen nach hinten aus der Kniekehle hinausgedrückt (Dauer 3 bis 4 Sek.).

Beim Training ohne Schmerzen: Drehen Sie die Knie, um den Knorpel gut durchzuwalken und um die Rotatoren zu trainieren. Die Bänder, Menisken und Gelenkkapseln werden richtig durchgearbeitet. Die Drehbewegung ist wichtig; fühlen Sie Ihre Knie sehr gut funktionieren und spüren Sie die Wärme in Ihren Muskeln.

Wichtig
Versuchen Sie die Knie in einem gleichbleibenden Abstand zu halten und die Unterschenkel parallel zu bewegen.

Hilft bei
- Knorpelschäden,
- Gonarthrose (Kniegelenkabnutzung),
- Kniescheibenproblemen,
- Muskelschwäche,
- schwachen Bändern, besonders Kreuzbändern,
- nach Unfällen und Operationen.

Was wird trainiert?
Die gleichen Muskeln wie bei der vorigen Übung. Ausnahme: Die Fußheber werden trainiert und die Fußsenker gedehnt.

Fersendrücken

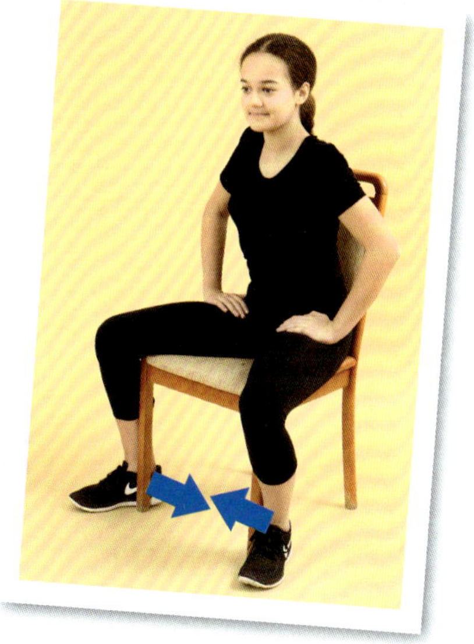

Übungsgang
Eine isometrische Übung, die sich nicht nur sehr gut zum Muskelaufbau eignet, sondern auch ganz unabhängig davon zum Abbau von Aggressionen oder zum Schmerzabbau z.B. beim Zahnarzt ideal geeignet ist.

Grundstellung, die Fersen werden zu den Außenseiten der vorderen Sesselbeine gelegt. Einatmen und beide Fersen nach innen zur Mitte drücken (Dauer 3 bis 4 Sek.).

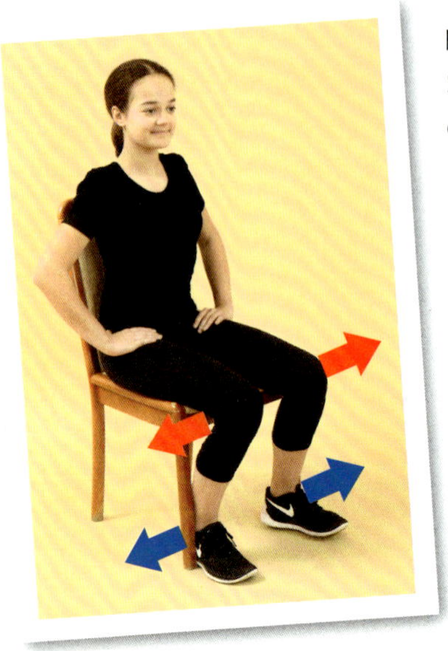

Dann die Fersen an die Innenseite der vorderen Sesselbeine legen und beide Fersen nach außen drücken, dabei Ausatmen und die Knieschmerzen aus beiden Knien nach außen wegdrücken (Dauer 3 bis 4 Sek.).

Den Übungsgang dann umdrehen und beim Einatmen die Fersen nach außen drücken und beim Ausatmen dann nach innen.

Beim Atmen visualisieren
Bei Schmerzen: Schmerzen werden beim Ausatmen nach hinten aus der Kniekehle hinausgedrückt (Dauer 3 bis 4 Sek.).

Beim Training ohne Schmerzen: Drücken Sie fest und spüren Sie die besser werdende Durchblutung in Ihren Muskeln und die wachsende Kraft, die mit der verbesserten Funktion einhergeht. Ihre Knie und Unterschenkelmuskeln werden leistungsfähiger und weniger schmerzanfällig.

Wichtig
Beginnen sie mit 50 bis 75 % Ihrer Maximalkraft, also in der Stufe „Medium", und steigern Sie nach einiger Übung bis zur Stufe „Strong".

Hilft bei
- Knorpelschäden,
- Gonarthrose (Kniegelenkabnutzung),
- Kniescheibenproblemen,
- Muskelschwäche,
- schwachen Bändern, besonders Kreuzbändern,
- nach Unfällen und Operationen.

Was wird trainiert?
Kniebeuger und Knieaußendreher. Hüftadduktoren und Hüftabspreitzer. Knie und Hüftgelenk mitsamt den Gelenkkapseln und Bändern.

Sprunggelenk und Fuß

Spitzfuß

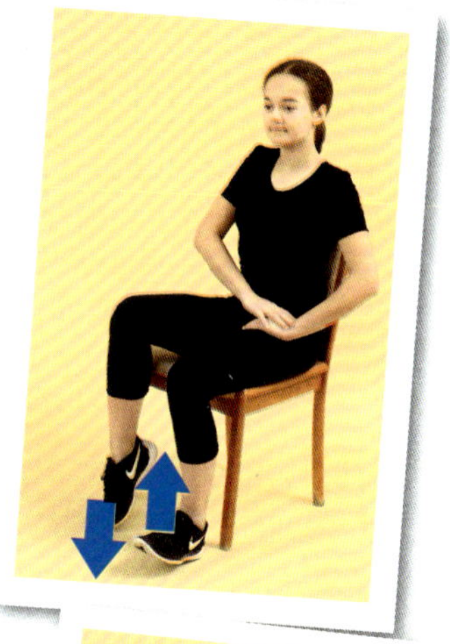

Übungsgang
Einatmen und den Vorfuß des rechten Fußes kräftig zu Boden drücken (Spitzfuß), die Ferse dabei anheben, und den Vorfuß des linkes Fußes kräftig in Richtung Knie hinaufziehen (Hackenfuß) (Dauer 3 bis 4 Sek.). Gegenbewegung: Ausatmen und den Vorfuß des linken Fußes kräftig zu Boden drücken – also einen Spitzfuß links machen und einen Hackenfuß rechts (Dauer 3 bis 4 Sek.).

Beim Atmen visualisieren
Bei Schmerzen: Die Schmerzen werden beim Ausatmen aus der Fußspitze des linken Fußes ausgeleitet. Wenn beide Füße schmerzen, machen Sie bitte beim nächsten Zyklus einen Wechsel und beginnen die Übung umgekehrt, also linker Vorfuß zuerst zum Boden und rechter Vorfuß zuerst hinaufziehen.

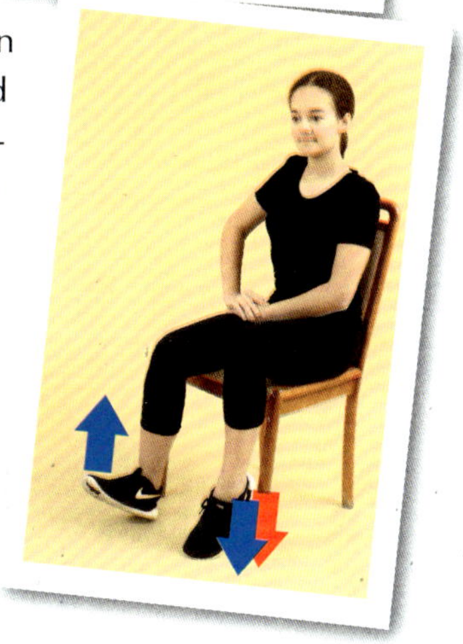

Beim Training ohne Schmerzen: Eine wunderbare Übung für das Sprunggelenk, die Bänder und die Muskeln des Unterschenkels und des Fußes. Steigern Sie die Funktion Ihrer Fußgelenke und Muskeln. Fühlen Sie die Wärme, die in Ihren Muskeln und Gelenken beim Üben entsteht.

Wichtig
Behalten Sie Ihre Schuhe nur dann an, wenn sie sehr weich und elastisch sind und das Üben nicht behindern, ansonsten ist es viel besser, die Schuhe für die Übung auszuziehen.

Hilft bei

- Sprunggelenkarthrose – Abnutzung des oberen Sprunggelenkes,
- häufigem Umkippen nach außen,
- nach Bänderrissen,
- Bandschwäche,
- Muskelschwäche in Wade und Fuß,
- nach Unterschenkel- und Knöchelbrüchen.

Was wird trainiert?

Neben dem Knorpelbelag und den Bändern werden die Sprunggelenkbeuger und -strecker trainiert und gedehnt. Beuger: Der hintere Wadenmuskel (M. tibialis posterior), der 3-köpfige Muskel (Triceps surae), der lange Großzehenbeuger und der lange Zehenbeuger (Flexor digitorum und Hallucis longus) sowie der lange und kurze Wadenbeinmuskel (Peroneus longus und brevis). Strecker: Der vordere Schienbeinmuskel (Tibialis anterior), die langen Strecker der Zehen (Extensor hallucis longus und Extensor digitorum longus) sowie der dritte Wadenbeinmuskel (Peroneus tertius).

Kanting

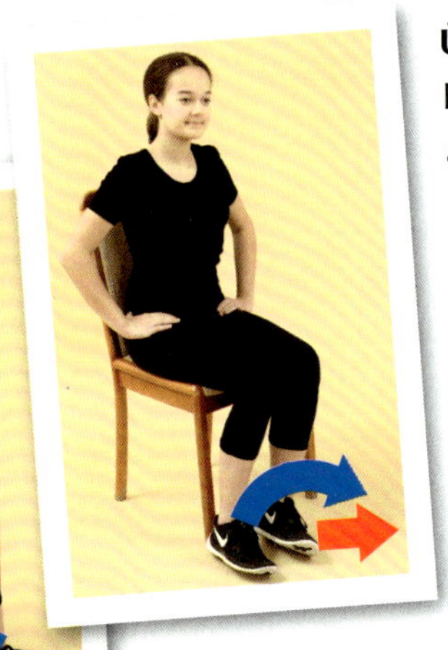

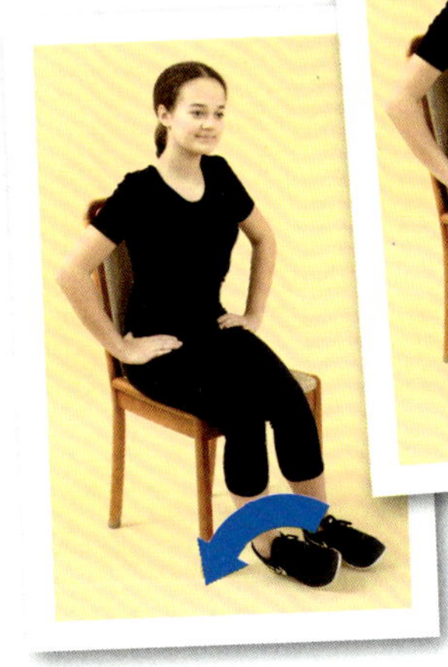

Übungsgang

Im Sessel nach vorne setzen und Druck auf beide Füße bringen. Einatmen und den rechten Fuß kräftig nach rechts aufkanten, also auf den Außenrand stellen (vollflächig auf die ganze Kante, kein Spitz- oder Hackenfuß) und den linken Fuß ebenfalls aufkanten, und zwar auf den gesamten Innenrand. Direkt aus den Füßen üben, die Knie bleiben weitgehend neutral (Dauer 3 bis 4 Sek.). Gegenbewegung: Ausatmen und Kantenwechsel rechter Fuß auf die Innenkante und linker Fuß auf die Außenkante – Spitzfuß und Hackenfuß vermeiden (Dauer 3 bis 4 Sek.).

Beim Atmen visualisieren

Bei Schmerzen: Schmerzvertreibung aus dem linken Fußaußenrand beim Ausatmen. Drücken Sie die lästigen Fußschmerzen aus dem Außenrand mit Verve hinaus! Konzentrieren Sie sich darauf, dass Sie diese Schmerzen nicht haben wollen. Und Sie wollen mit allen Mitteln Ihrer Psyche dagegen ankämpfen. Hinaus mit den elenden Schmerzen aus dem Außenrand des Fußes. Beim nächsten Zyklus wechseln Sie die Anfangsbewegung und treiben Schmerzen aus dem rechten Fuß hinaus.

Beim Training ohne Schmerzen: Ideale Übung für das Gehen, Laufen und Skifahren. Trainieren Sie Ihr unteres Sprunggelenk! Dieses Gelenk wird extrem unterschätzt, denn es ist für die gesamte Abrollung des Fußes beim Gehen und beim Laufen verantwortlich. Es steuert den sehr komplizierten Ver- und Entriegelungsmechanismus, der das Gehen erst möglich macht. Funktioniert das untere Sprunggelenk nicht, ist das Gehen empfindlich gestört oder sogar unmöglich.

Wichtig

Die Füße müssen mit der ganzen Innen- oder Außenkante den Boden berühren, also sollte am Anfang der ganze Fuß am Boden aufliegen. Ziehen Sie bitte beengende Schuhe aus. Knie, Hüften und Sprunggelenke sollen etwa 90° gebeugt sein.

Hilft bei

- Sprunggelenkarthrose – Abnutzung des unteren Sprunggelenkes,
- häufigem Umkippen nach außen,
- nach Bänderrissen,
- Bandschwäche,
- Muskelschwäche in Wade und Fuß,
- nach Unterschenkel- und Knöchelbrüchen,
- nach Fersenbeinbrüchen.

Was wird trainiert?

Neben Knorpel und Bändern des unteren Sprunggelenkes werden die wichtigen auswärts drehenden Muskeln (Pronatoren) und einwärts drehenden Muskeln (Supinatoren) trainiert. Pronatoren: Die Wadenbeinmuskeln und der lange Zehenstrecker und -beuger. Supinatoren: vorderer und hinterer Schienbeinmuskel, Triceps, langer Großzehenstrecker und -beuger.

Hallux valgus

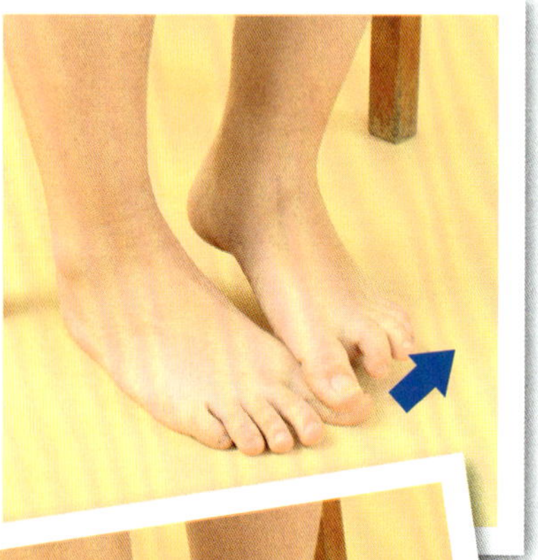

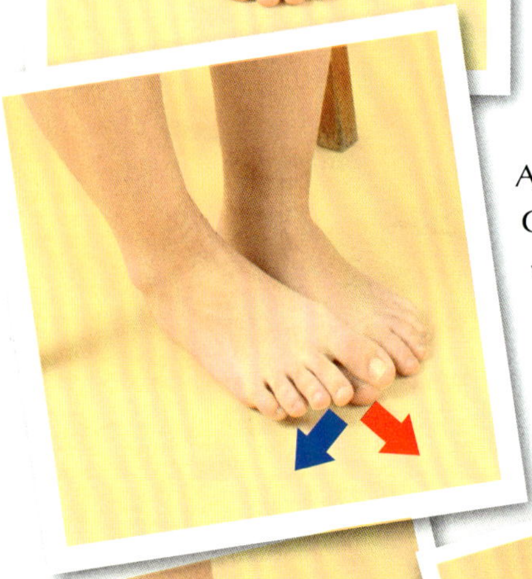

Übungsgang

Die nachfolgenden Übungen sind am besten ohne Socken oder mit möglichst weichen und elastischen Socken zu üben (Dauer 3 bis 4 Sek.).

Einatmen und die rechte Großzehe des am Boden ruhenden Fußes nach innen – weg von den anderen Zehen – ziehen und mit der Großzehe des anderen Fußes nachhelfen (Dauer 3 bis 4 Sek.). Ziehen Sie dabei die Großzehe richtig aktiv und kräftig weg von den anderen Zehen hin zur Mitte.

Ausatmen und gleiches Manöver mit der linken Großzehe durchführen (Dauer 3 bis 4 Sek.).

Variante: Die Großzehe wird aktiv zur Mitte abgespreizt.

Beim Ausatmen visualisieren

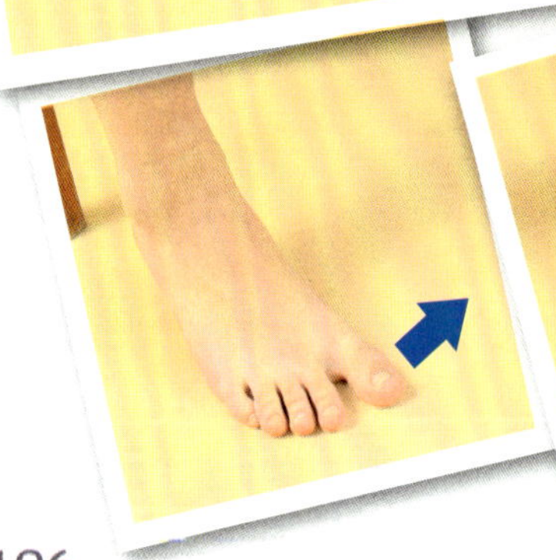

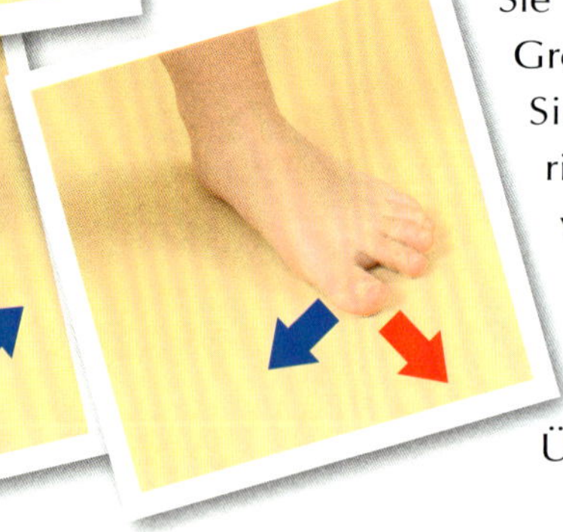

Bei Schmerzen: Vertreiben Sie den Schmerz aus der Großzehenspitze. Schieben Sie die Zehenschmerzen richtig aus der Zehe nach vorne heraus. Sie wollen sie nicht! Hinaus mit ihnen! Üben Sie das Visualisieren bei dieser Übung immer wieder und

Sie werden Ihren Erfolg genießen. Die Zehenschmerzen werden nach und nach vergehen.

Beim Training ohne Schmerzen: Trainieren Sie die Fehlstellung weg. Jeden Tag, vielleicht sogar mehrmals am Tag. Die Spannung der verkürzten innenliegenden Muskeln (M. adductor) lässt nach und die Kraft des wegführenden Muskels wird stärker – und die Großzehe gerader und der Spreizfuß schmäler.

Wichtig

Wenn möglich, trainieren Sie die Antihalluxübung möglichst auf einem Boden, der nicht rutscht. Dann können Sie die Großzehe immer weiter zur Mitte abspreizen. Der gut haftende Boden hilft Ihnen dabei.

Hilft bei

- Fehlstellung der Großzehe,
- Hallux valgus,
- Prophylaxe des Hallux valgus,
- Spreizfuß,
- Spreizfußprophylaxe.

Was wird trainiert?

Großzehengrundgelenk, Zwischengliedgelenk, langer und kurzer Großzehenbeuger und -strecker. Der Abductor (von der Mitte wegführender Muskel) wird gekräftigt und der Adductor (der herbeiführende Muskel, herbei zur Fußmitte, also in die Fehlstellung der Großzehe), der beim Hallux valgus verkürzt ist, wird gedehnt.

Hallux rigidus

Übungsgang

Einatmen und die rechte Großzehe des am Boden ruhenden Fußes nach oben – weg vom Boden – ziehen und mit der Hand/dem Finger nachhelfen (Dauer 3 bis 4 Sek.).

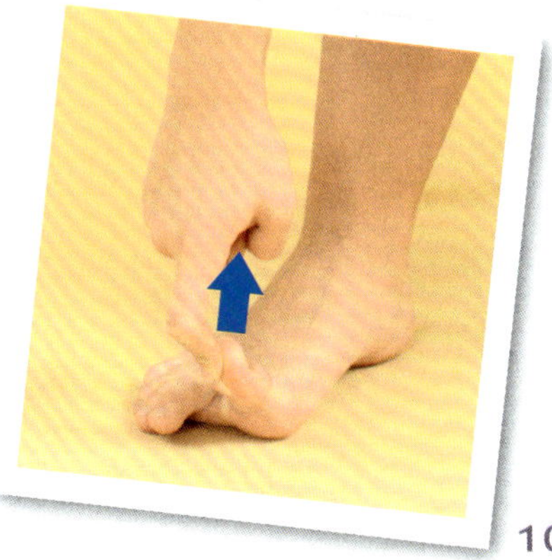

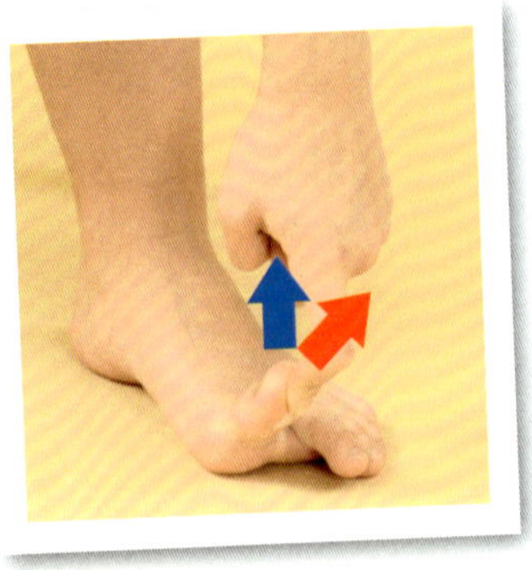

Ausatmen und gleiches Manöver mit der linken Großzehe durchführen (Dauer 3 bis 4 Sekunden).

Variante: Die Großzehe wird aktiv maximal angehoben.

Beim Ausatmen visualisieren

Bei Schmerzen: Bei der Streckung der linken Großzehe den Schmerz aus der Großzehenspitze vertreiben. Um die rechte Großzehe vom Schmerz zu befreien, beginnen Sie die Übung mit der anderen Seite, also mit der linken Großzehe. Gehen Sie es an: Mit aller psychischen Kraft wird der Schmerz vertrieben. Mit stetiger Übung wird es Ihnen immer besser gelingen.

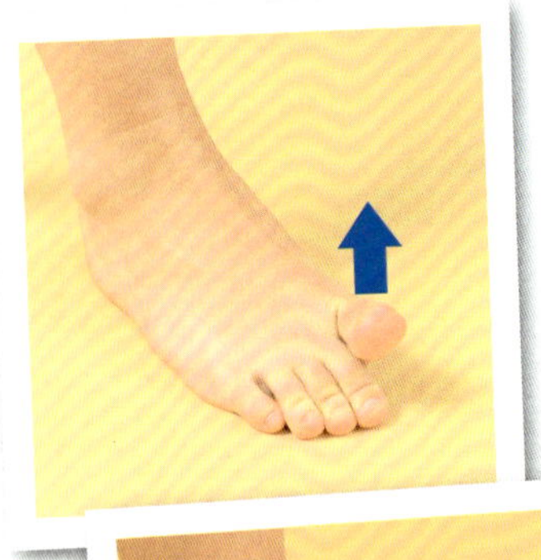

Beim Training ohne Schmerzen: Steigern Sie den Bewegungsumfang Ihrer Großzehen. Sie sind für das Gehen sehr wichtig, besonders wenn Sie High Heels tragen wollen.

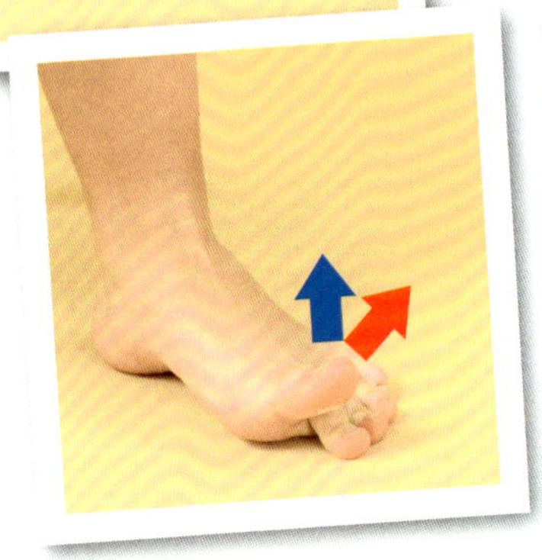

Wichtig

Nicht über die Schmerzgrenze bewegen. Eine langsame Steigerung sichert den Erfolg. Üben Sie häufig und steigern Sie den Bewegungsumfang langsam und immer nur bis an die Schmerzgrenze oder nur leicht darüber hinaus.

Hilft bei

- Hallux limitus,
- Hallux rigidus,
- Gichtarthritis,
- Knorpel- und Knochenverletzungen.

Was wird trainiert?

Gelenk und Gelenkkapsel des Großzehengrundgelenkes. Schrumpfungen werden aufgedehnt.

Hammerzehe

Übungsgang

Einatmen und alle Zehen des rechten Fußes aktiv strecken. Die Zehen werden dabei zusätzlich vom anderen Fuß passiv gestreckt. Eine (vorhandene) Hammerzehe soll mit dem Ballen des anderen Fußes kräftig zum Boden gedrückt und gestreckt werden (Dauer 4 Sek.). Ausatmen und die Zehen des linkes Fußes strecken und die Hammerzehe(n) auch hier strecken und begradigen (Dauer 4 Sek.).

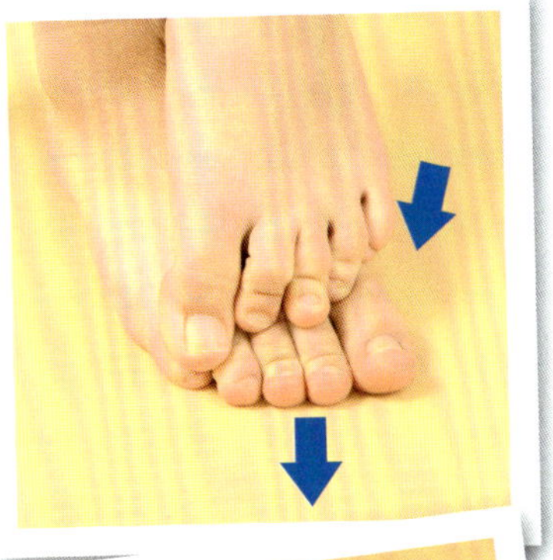

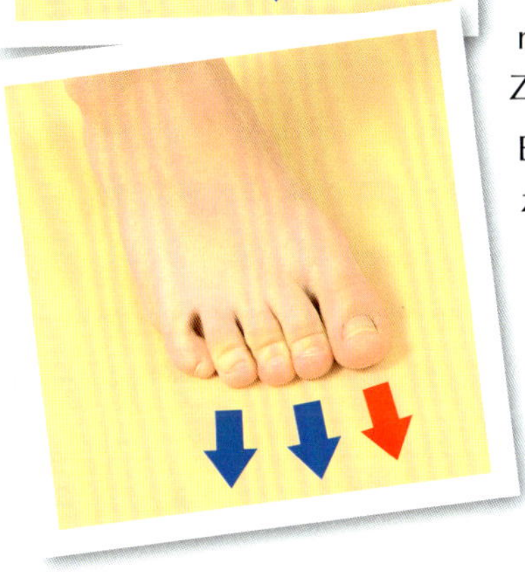

Variante: Die Zehen werden nur aktiv gestreckt.

Beim Ausatmen visualisieren

Bei Schmerzen: Beim Ausatmen werden Zehenschmerzen aus der Zehenspitze des linken Fußes ausgeleitet. Zur Schmerztherapie am rechten Fuß beginnen Sie bitte den nächsten Zyklus mit dem linken Fuß.

Beim Training ohne Schmerzen: Da Hammerzehen und andere Fehlstellungen der Zehen außerordentlich häufig sind und sehr viele Menschen im Laufe ihres Lebens daran leiden, ist es wichtig und nützlich, Prophylaxe zu betreiben und Zehenstreckübungen zu lernen und häufig zu üben. Insbesondere dann, wenn Damen häufig hohe Absätze tragen.

Wichtig

Lassen Sie den Fuß vollflächig auf dem Boden. Heben Sie beim Üben nicht die Ferse an, das würde die Übung verfälschen.

Hilft bei

- flexiblen Hammerzehen,
- posttraumatischen Zehenfehlstellungen,

- Arthrose der Zehengelenke,
- Arthritis im nicht akuten Stadium.

Was wird trainiert?

Zehengelenke, kontrakte (geschrumpfte, verkürzte) Gelenkkapseln, lange und kurze Zehenstrecker und -beuger (Extensor digitorum und Flexor digitorum longus und brevis) sowie die kurze Fußmuskulatur.

Wirksam ist diese Übung besonders bei sogenannten flexiblen Hammerzehen, also „weichen" Fehlstellungen, die sich mit der Hand passiv noch strecken lassen. Bereits fixierte Fehlstellungen sind diesen Übungen eher schwer zugänglich.

Zehen hinauf und hinunter – Zehenfliegen

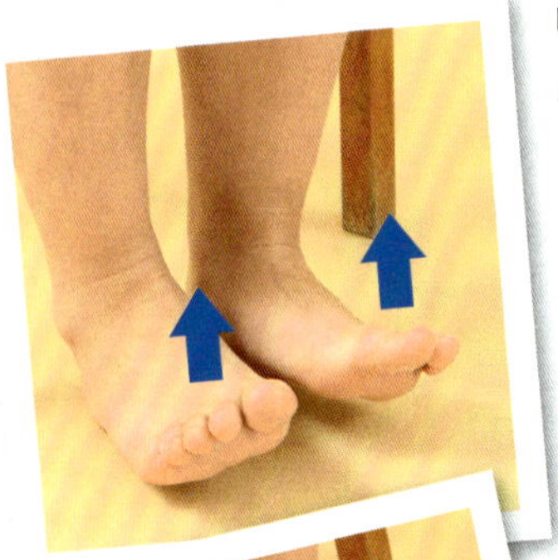

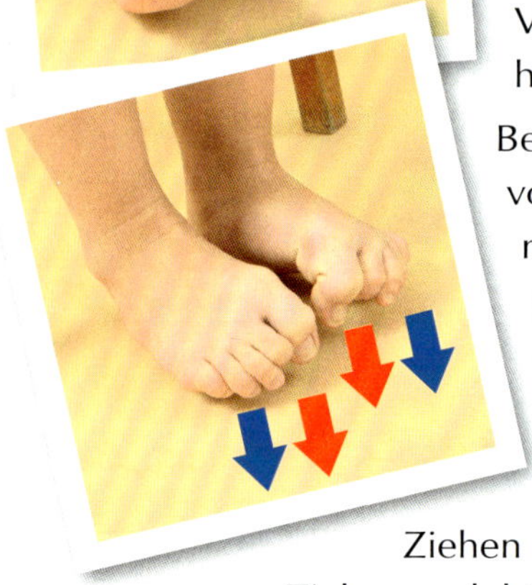

Übungsgang

Alle Zehen werden beidseits hinaufgezogen (Dauer 3 bis 4 Sek.). Dann werden in der Gegenbewegung beim Ausatmen umgekehrt alle Zehen hinuntergedrückt (Dauer 3 bis 4 Sek.).

Beim Atmen visualisieren

Bei Schmerzen: Zehenschmerzen mit der ganzen zur Verfügung stehenden Kraft beim Ausatmen aus allen Zehenspitzen beim Hinunterdrücken vertreiben.

Beim Training ohne Schmerzen: Bewahren Sie Ihre Füße vor eventuell schmerzhaften und auch optisch unschönen Fehlstellungen, indem Sie fleißig die Zehenübungen absolvieren. Sehen Sie Ihre Zehen schön und gerade, während Sie ausatmen und die Zehen nach unten drücken.

Wichtig

Ziehen Sie die Schuhe und auch beengende Socken besser aus. Ziehen und drücken Sie Ihre Zehen mit aller Kraft hinauf und hinunter.

Hilft bei

- flexiblen Hammerzehen,
- posttraumatischen Zehenfehlstellungen,
- Arthrose der Zehengelenke,
- Arthritis im nicht akuten Stadium,
- verbessert die Situation bei allen Zehenproblemen.

Was wird trainiert?

Alle Gelenke und Gelenkkapseln der Zehen. Die langen und kurzen Zehenbeuger und Zehenstrecker sowie die kurze Fußmuskulatur.

Spreizfuß

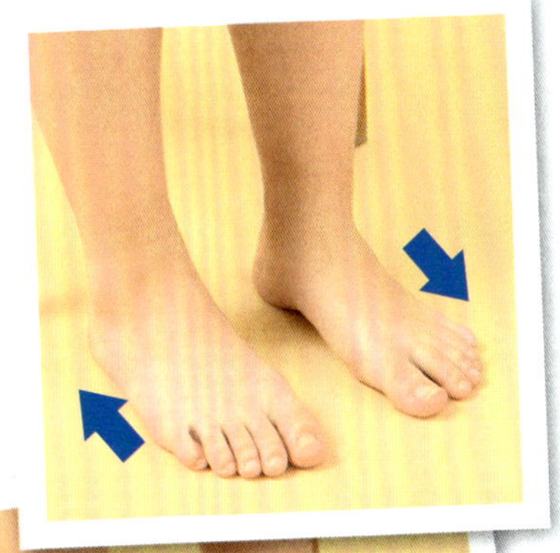

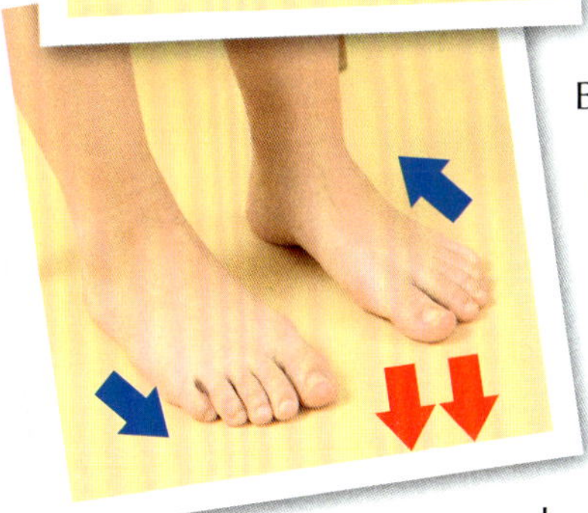

Übungsgang

Beide Füße ruhen leicht spitzfüßig am Boden. Um eine starke Reibung aufzubauen, wird der rechte Fußballen mit großem Druck gegen den Boden nach hinten gezogen und der linke Fußballen nach vorne geschoben (Dauer 4 Sek.). Ausatmen. Um eine starke Reibung aufzubauen, wird nun der linke Fußballen mit großem Druck gegen den Boden nach hinten gezogen und der rechte Fußballen nach vorne geschoben (Dauer 4 Sek.). Eine tatsächliche Bewegung der Füße findet dabei kaum statt.

Beim Ausatmen visualisieren

Bei Schmerzen: Beim Ausatmen werden Schmerzen aus dem Ballen des linken Fußes in den Boden abgeleitet. Um auch die andere Seite beüben zu können, beginnen Sie beim nächsten Zyklus mit dem anderen Fuß. Spreizfüße können sehr schmerzhaft sein. Neben guten Schuheinlagen sind Übungen die einzige Möglichkeit, um eine Operation zu vermeiden.

Beim Training ohne Schmerzen: Neben Zehenproblemen sind Spreizfußbeschwerden ebenfalls sehr häufig. Diese Übung gibt Ihnen – zusammen mit den anderen Fußübungen – nun die Möglichkeit, Ihre Füße effizient und problemangepasst zu trainieren und so Schmerzen und Fehlstellungen vorzubeugen.

Wichtig

Beim Spreizfuß verschwindet der Ballenpolster aus Fettgewebe, der beim Normalfuß die Mittelfußköpfchen abfedert, womit sie ungebremst beim Gehen und Laufen auf den Boden stoßen. Der Polster bewegt sich beim Rheumatiker nach vorne zu den Zehen, die dann verrenken und nach oben steigen, während sich der Fettpolster beim „normalen" Verschleiß eher zurückbildet (atrophiert), also verschwindet. Um dem vorzubeugen bzw. dies zu behandeln, rollen wir den Fettpolster nach vorne und nach hinten, um ihn zu stimulieren, damit er besser durchblutet und ernährt wird, was zudem die Biomechanik des Vorfußes verbessert.

Hilft bei

- Spreizfuß,
- degenerativer Metatarsalgie,
- rheumatischer Metatarsalgie (Schmerzen im Ballenbereich bei rheumatischer Arthritis),
- Überlastungen im Vorfuß.

Was wird trainiert?

Das Fettgewebe, das die Mittelfußköpfchen schützt und den Vorfuß vor dem „Durchtreten" bewahrt.

Schneiderballen

Übungsgang

Einatmen und die rechte Kleinzehe des am Boden ruhenden Fußes nach außen, weg von den anderen Zehen ziehen und mit Hand nachhelfen (Dauer 4 Sek.).

Ausatmen und gleiches Manöver mit der linken Kleinzehe durchführen (Dauer 4 Sek.).

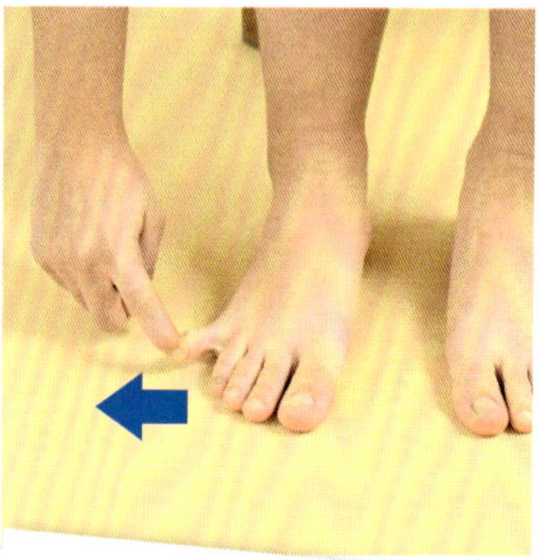

Variante: aktiv abspreizen. Dabei gehen auch die anderen Zehen mit (Sehnen-/Muskelverbindungen).

Beim Ausatmen visualisieren

Bei Schmerzen: Dabei den Schmerz aus der Kleinzehenspitze vertreiben.

Beim Training ohne Schmerzen: Der Schneiderballen ist zu verstehen als umgekehrter Hallux valgus. Auch hier wölbt sich das Mittelfußköpfchen nach außen und die kleine Zehe wird nach innen gezogen, stößt an die vierte Zehe und unter- oder überkreuzt sie im schlimmsten Fall. Das Training macht diese Zustände besser oder vermeidet die Entstehung überhaupt. Stellen Sie sich beim Ausatmen vor, wie Ihre kleine Zehe gerade wird und Ihr Spreizfuß sich verschmälert. Kombinieren Sie diese Übung auch mit den anderen Fußübungen.

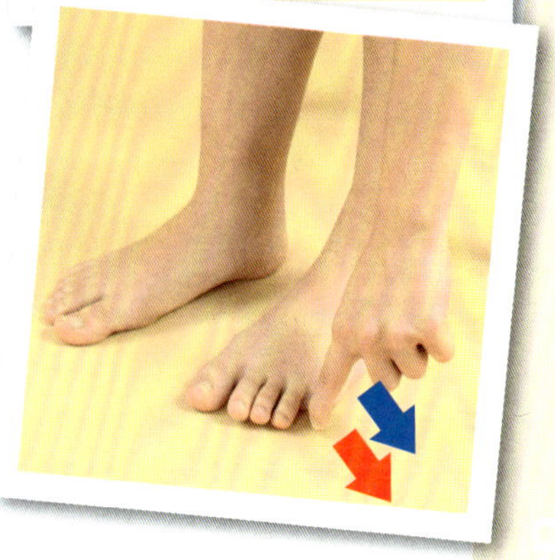

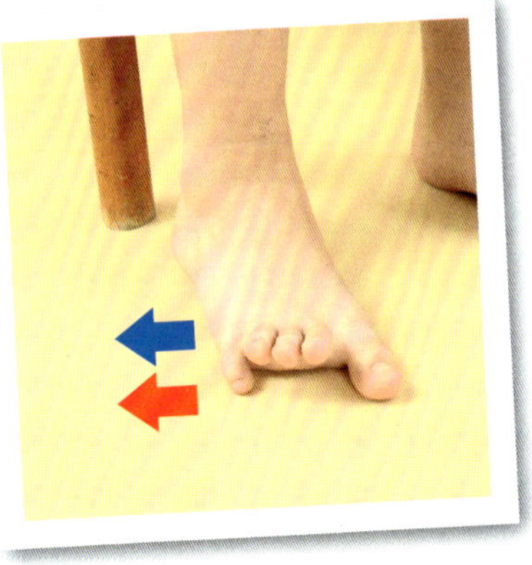

Wichtig

Kombinieren Sie das aktive Wegspreizen der kleinen Zehe mit dem passiven Wegziehen der Kleinzehe mit der Hand und Sie haben die optimale Übung gegen den Schneiderballen.

Hilft bei

- Schneiderballen (tailors bunion),
- Spreizfuß,
- Fehlstellungen der kleinen Zehe,
- Hammerzehe der kleinen Zehe.

Was wird trainiert?

Der vom Fuß wegführende Muskel der kleinen Zehe wird gekräftigt (M. abductor digiti minimi), und die Gelenkkapsel sowie die geschrumpften kurzen Fußmuskeln (M. interossei und lumbricales), welche die kleine Zehe in die Fehlstellung zur Fußmitte ziehen, werden gedehnt.

Schulter

Am Sessel ziehen

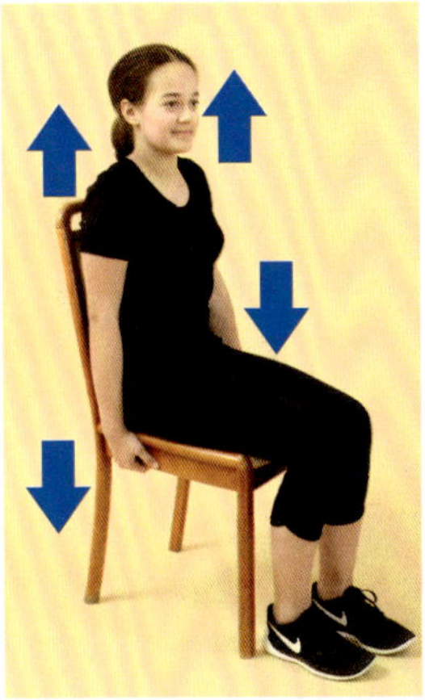

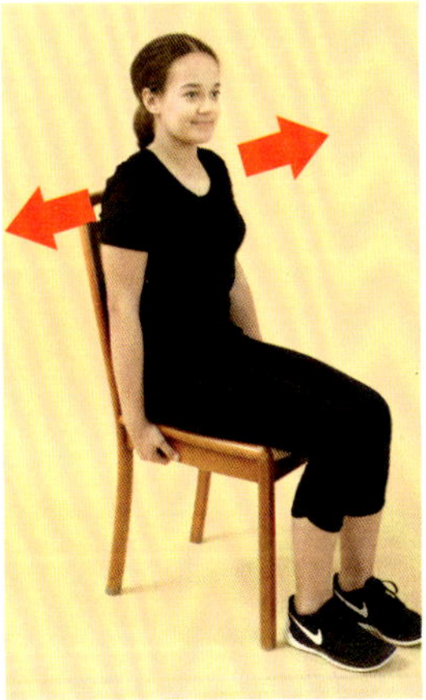

Übungsgang

Gerade Sitzstellung, Einatmen, unter die Sitzfläche greifen und mit beiden Händen mehr oder weniger kräftig nach unten ziehen. Gleichzeitig aber die Schulterblätter, also den Schultergürtel, stabilisieren, indem die Schultern (unmerklich, zum Gegenhalten) hochgezogen werden (Dauer 3 bis 4 Sek.).

Beim Ausatmen visualisieren

Bei Schmerzen: den Druck nachlassen und Schmerzen aus der Schulter nach außen ausleiten (Dauer 3 Sek.).

Beim Training ohne Schmerzen: Spüren Sie die steigende Durchblutung und die zunehmend bessere Funktion Ihrer Schulter.

Wichtig

Bei dieser isometrischen Übung ist die gerade Sitzhaltung besonders wichtig. Sollte die Wirbelsäule nicht gerade sein, ziehen Sie den Rücken in eine asymmetrische Stellung und es könnten einseitige Überlastungen auftreten.

Hilft bei

- Arthrose der Schulter – Schultergelenkabnutzung (Omarthrose),
- Arthrose AC-Gelenk – Schultereckgelenkabnutzung,

- Impingementsyndrom – Einklemmung der Rotatorenmanschette unter dem Schulterdach,
- Frozen Shoulder (entzündungsbedingte Einsteifung des Schultergelenkes).

Was wird trainiert?
Handmuskeln, Unterarmbeuger, Biceps, Coracobrachialmuskel, Brustmuskeln, Schulterblattheber, Rotatorenmanschette, Deltamuskel. Gelenkkapsel und Bänder der Schulter und des Schultereckgelenkes sowie die autochthone Muskulatur der HWS und BWS.

Hinter dem Körper dehnen

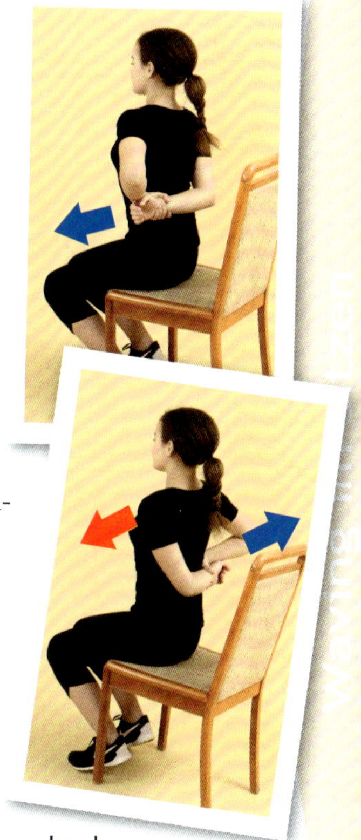

Übungsgang
Setzen Sie sich aufrecht und gerade hin. Positionieren Sie die Arme hinter den Körper. Nun nimmt die linke Hand das rechte Handgelenk und zieht es während Sie einatmen so weit wie möglich nach links. Jetzt erfolgt der Handwechsel und Sie atmen aus. Sie ziehen nun mit der rechten Hand das linke Handgelenk so weit wie möglich nach rechts (Dauer jeweils 3 bis 4 Sekunden).

Variante: Sie können diese Übung auch vor dem Körper machen. Sie ist dadurch etwas leichter, die Dehnung ist aber auch etwas weniger wirksam. Außerdem dehnen Sie hier besonders die hinteren Schultermuskeln, z.B. Infraspinatus, hintere Deltaanteile u.a. Trapezius.

Beim Ausatmen visualisieren
Bei Schmerzen: Schulterschmerzen werden beim Ausatmen aus der linken Schulter nach außen verjagt. Treiben Sie sie mit aller psychischen Kraft heraus. Mit jedem weiteren Übungszyklus werden Sie bemerken, dass Ihnen das Schmerzvertreiben leichter fällt. Übung macht gerade hier beim Einsatz der psychischen Kraft den Meister. Dann Armwechsel.

Beim Training ohne Schmerzen: Die Dehnung der Muskulatur ist ein essentieller Bestandteil jeder sportlichen Betätigung, und auch in der Therapie von muskulären Störungen und generell bei der Behandlung von Problemen am Stütz- und Bewegungsapparat sind Dehnungsübungen wichtig. Erhalten Sie sich eine gute Funktion Ihrer Schultergelenke und unterstützen Sie den Erfolg der Dehnungsübungen mit dem Visualisieren: Sehen Sie beim Ausatmen, wie gut Ihre Schultern arbeiten und wie gut durchblutet und wohlig warm Ihre Gelenke und Schultermuskeln beim Üben werden.

Wichtig
Beginnen Sie mit höchstens 75 % Ihrer Maximalkraft zu üben, um Ihre Muskeln nicht zu überdehnen und nicht zu verletzen. Sie können beim zweiten Zyklus den beginnenden Arm wechseln, um auch die andere Schulter beim Ausatmen zu dehnen. Steigern Sie bei Bedarf die Intensität des Dehnens auf bis zu 95 % Ihrer Maximalkraft.

Hilft bei
- Frozen Shoulder,
- Arthrose der Schulter – Schultergelenkabnutzung (Omarthrose),
- Arthrose AC-Gelenk – Schultereckgelenkabnutzung,
- Impingementsyndrom – Einklemmung der Rotatorenmanschette unter dem Schulterdach,
- Rotatorenmanschettenrissen oder teilweisen Rissen,
- muskulärer Überlastung bei Übertraining,
- Muskelverkürzungen der Rotatorenmanschette und des Deltamuskels.

Was wird trainiert?
Gedehnt werden neben der Gelenkkapsel der Schulter vor allem die Muskeln der Rotatorenmanschette und der Deltamuskel, aber auch Teile des Trapezmuskels und die Brustmuskeln.

Für Schulterwaving sind auch die Übungen *Eine Schulter hinauf, Schultern drehen, Groß und klein machen*, die bei der Brustwirbelsäule beschrieben sind, sehr gut geeignet.

Ellbogen

Tennisellbogen

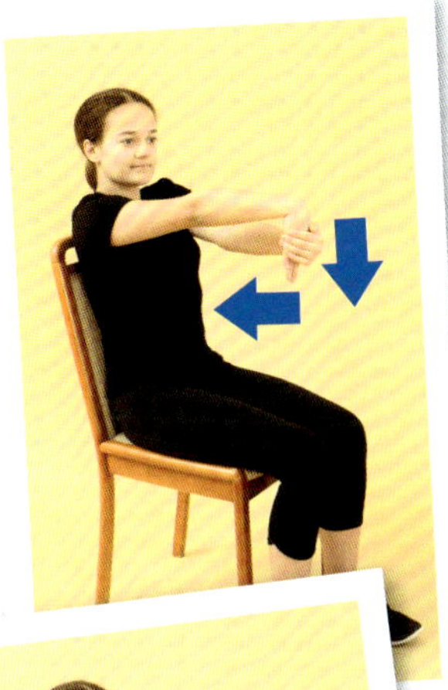

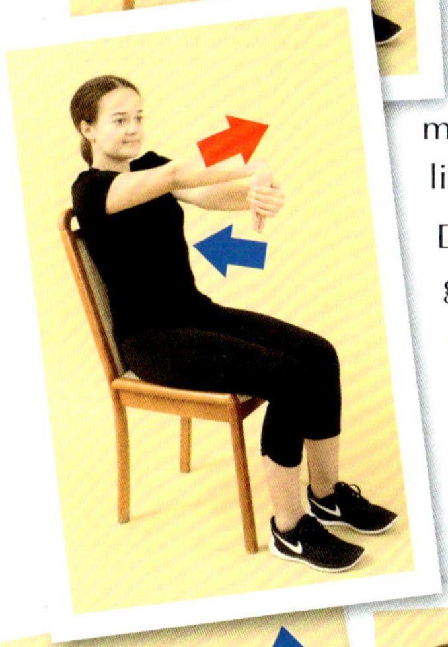

Übungsgang

Bequemes Sitzen in der bekannten Position: gerader Rücken, Hüften und Knie etwa 90° gebeugt. Beide Ellbogen sind gestreckt, das rechte Handgelenk wird maximal gebeugt und die linke Hand dehnt beim Einatmen die rechte Hand hinunter – also in die Beugung (Dauer 3 bis 4 Sek.). Beim Ausatmen beugt die linke Hand das rechte Handgelenk noch ein wenig intensiver hinunter (Dauer 3 bis 4 Sek.)

Variante (aktive Ellbogenübung ohne passive Dehnung): Einatmen, rechtes Handgelenk beugen und gleichzeitig linkes Handgelenk strecken. Ausatmen, Gegenbewegung. Schmerzvertreibung aus dem linken Ellbogen.

Danach Beginn mit dem Strecken des rechten Handgelenks, links beugen und Schmerzvertreibung aus dem rechten Ellbogen.

Beim Ausatmen visualisieren

Bei Schmerzen: Beim Ausatmen wird die Dehnung noch ein wenig intensiver und Schmerzen werden aus dem Ellbogen nach außen befördert. Nach dem ersten Zyklus wechseln Sie auf links.

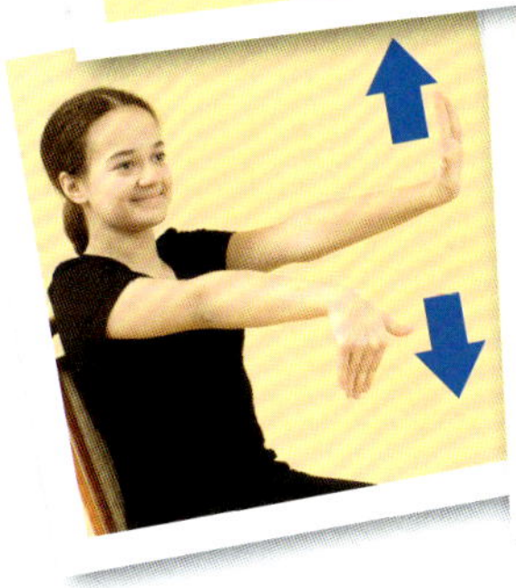

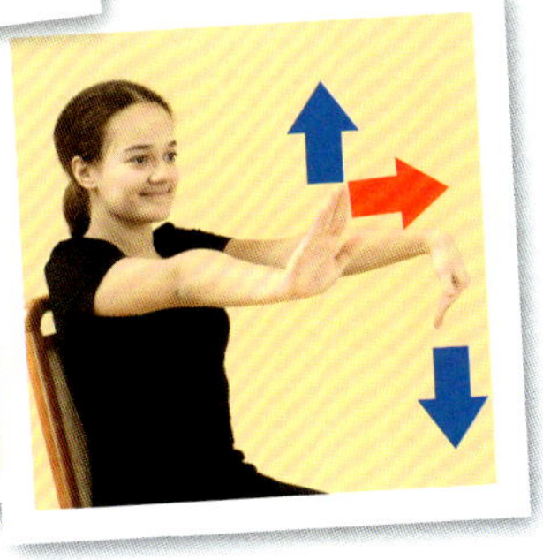

Beim Training ohne Schmerzen: Wenn Sie intensiv Tennis spielen oder eine Arbeit oder einen Sport häufig und intensiv betreiben, bei dem eine immer wiederkehrende gleichförmige und anstrengende Bewegung mit der Hand durchgeführt werden muss, sollten Sie diese Übungen häufig machen, um Schäden und Entzündungen an der Unterarmmuskulatur zu vermeiden. Spüren Sie, wie die Unterarmmuskeln weich und gut durchblutet werden.

Wichtig
Beginnen Sie mit höchstens 50 % Ihrer Maximalkraft zu üben, um Ihre Muskeln nicht zu überdehnen und nicht zu verletzen. Sie können beim zweiten Zyklus den beginnenden Arm wechseln, um auch den anderen Ellbogen zu dehnen. Steigern Sie bei Bedarf die Intensität des Dehnens auf bis zu 75 % Ihrer Maximalkraft.

Hilft bei
- Epicondylitis radialis (sogenannter Tennisellbogen)

Was wird trainiert?
Gedehnt werden vorwiegend die folgenden Muskeln: Brachioradialis und der lange und kurze Strecker des Handgelenkes (Extensor carpi radialis).

Golferellbogen

Übungsgang
Das rechte Handgelenk wird während des Einatmens maximal mit der linken Hand gestreckt (überstreckt) (Dauer 4 Sek.). Nun ausatmen und das rechte Handgelenk noch ein wenig intensiver überstrecken. Dies ebenso für die Dauer von 4 Sekunden.

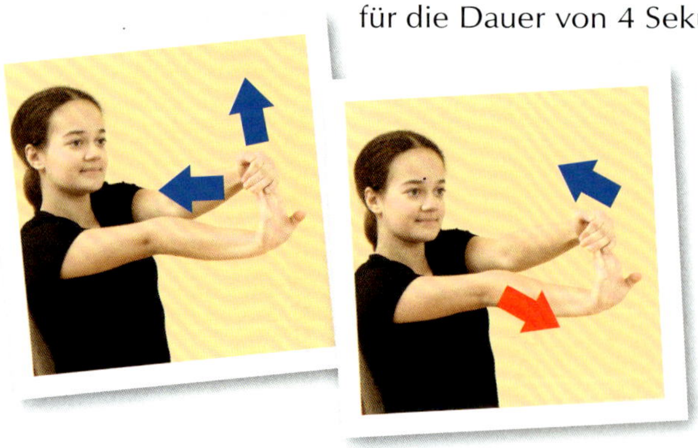

Beim Ausatmen visualisieren
Bei Schmerzen: Beim Ausatmen wird die Dehnung noch ein wenig intensiver und Schmerzen werden aus dem Ellbogen nach unten befördert. Nach dem ersten Zyklus wechseln Sie den beginnenden Arm auf links.

Beim Training ohne Schmerzen: Wenn Sie intensiv Golf spielen oder eine Arbeit oder einen Sport häufig und intensiv betreiben, bei dem eine immer wiederkehrende gleichförmige und anstrengende Bewegung mit der Hand durchgeführt werden muss, sollten Sie diese Übungen häufig machen, um Schäden und Entzündungen an der Unterarmmuskulatur zu vermeiden. Spüren Sie, wie die Unterarmmuskeln weich und gut durchblutet werden.

Wichtig
Beginnen Sie mit höchstens 50 % Ihrer Maximalkraft zu üben, um Ihre Muskeln nicht zu überdehnen und nicht zu verletzen. Sie können beim zweiten Zyklus den beginnenden Arm wechseln, um auch den anderen Ellbogen zu dehnen. Steigern Sie bei Bedarf die Intensität des Dehnens auf bis zu 75 % Ihrer Maximalkraft.

Hilft bei
- Epicondylitis ulnaris (der sogenannte Golferellbogen)

Was wird trainiert?
Gedehnt werden vorwiegend die folgenden häufig zur Verkürzung neigenden Muskeln: der lange und kurze Beuger des Handgelenkes (Flexor carpi radialis et ulnaris), der oberflächliche und der tiefe Fingerbeuger und der lange Daumenbeuger (Flexor digitorum superficialis et profundus und Flexor pollicis longus).

Bizeps

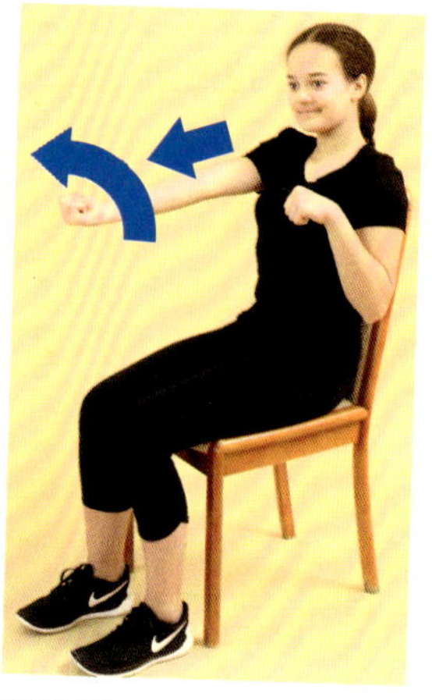

Übungsgang
Beide Hände zu einer festen Faust ballen. Einatmen und rechts im Ellbogen den Unterarm und die Faust nach außen drehen und dabei den Ellbogen strecken. Gleichzeitig die linke Faust und den Unterarm nach innen drehen und maximal beugen. Kann auch sehr kräftig geübt werden (Dauer 3 bis 4 Sek.).

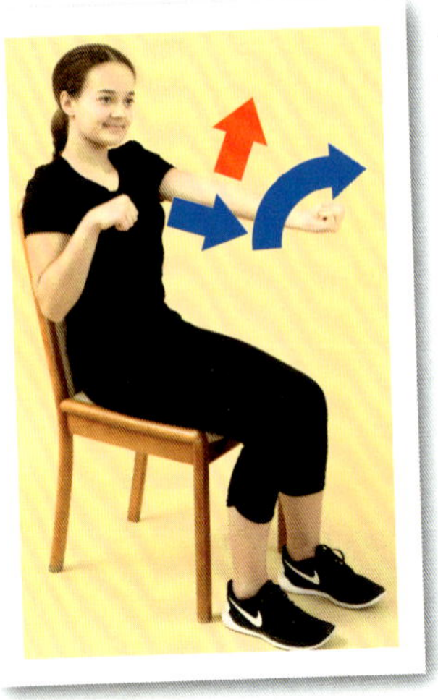

Ausatmen und rechts im Ellbogen den Unterarm und die Faust nach innen drehen und dabei den Ellbogen beugen. Gleichzeitig die linke Faust und den Unterarm nach außen drehen und maximal strecken. Schmerzen werden zuerst aus dem linken Ellbogen nach außen vertrieben (Dauer 3 bis 4 Sek.).

Beim Ausatmen visualisieren

Bei Schmerzen: Beim Ausatmen wird die Spannung noch ein wenig intensiver und Schmerzen werden zuerst aus dem linken Ellbogen nach außen vertrieben. Nach dem ersten Zyklus wechseln Sie und vertreiben die Schmerzen aus dem gestreckten rechten Ellbogen.

Beim Training ohne Schmerzen: Ein Training der Armmuskulatur im Sitzen und ohne Geräte und ohne Fitnessstudio schont Ihre Zeit (und die Geldbörse). Trotzdem können Sie respektable Muskulatur aufbauen und körperlich davon profitieren. Unterstützen Sie den Aufbau durch Visualisierung: Sehen Sie die Muskeln wachsen, sehen Sie, wie Ihre Arme stark werden, und spüren Sie die Wärme in den Muskeln.

Wichtig

Machen Sie zuerst einige Aufwärmübungen, indem Sie einige Male kurz mit halber Kraft anspannen und wieder loslassen. Dann erst spannen Sie mit etwa 95 % der Maximalkraft an.

Hilft bei

- Muskelschwäche im Arm,
- der Kräftigung der Muskulatur bei Tennis- und Golfarm,
- Erkrankungen des Ellbogens,
- Sehnenscheidenentzündungen.

Was wird trainiert?

Neben dem Biceps, dem M. brachialis und dem M. coracobrachialis werden auch alle Unterarmmuskeln gekräftigt.

Hand

Handgelenk

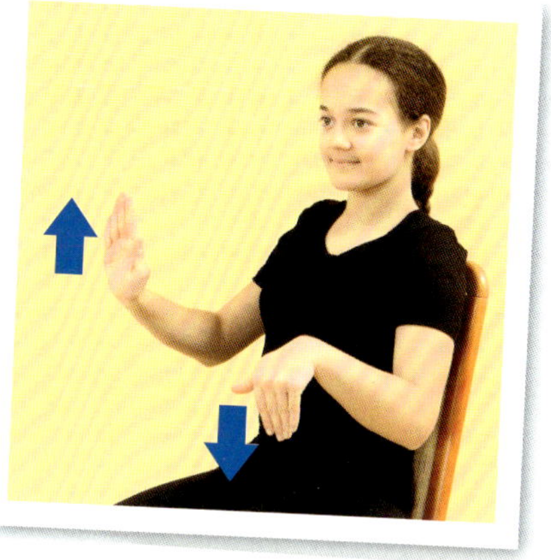

Übungsgang

Einatmen und rechtes Handgelenk überstrecken (die Finger hinaufstrecken) und gleichzeitig das linke Handgelenk hinunterbeugen, also die Finger hinunterdrücken (Dauer 3 bis 4 Sek.).

Ausatmen und Gegenbewegung: rechte Hand hinunterbeugen und linke Hand überstrecken. Der Ellbogen ist bei dieser Übung gebeugt.

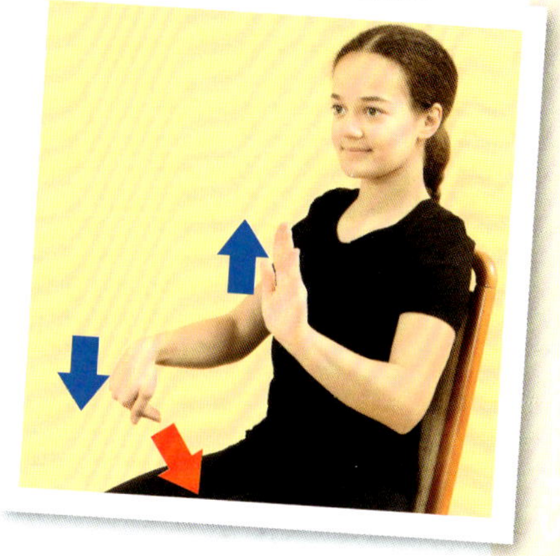

Beim Ausatmen visualisieren

Bei Schmerzen: Schmerzen beim Ausatmen aus den rechten Fingerspitzen hinaustreiben. Nach dem ersten Zyklus wechseln Sie bitte auf die andere Hand und beginnen also mit dem Überstrecken des linken Handgelenkes und treiben die Schmerzen aus den linken Fingerspitzen aus.

Beim Training ohne Schmerzen: Halten Sie durch regelmäßige Übungen Ihre Handgelenke beweglich und geschmeidig und kräftigen und dehnen Sie Ihre Unterarmmuskulatur. Sie brauchen Ihre Handgelenke und Hände nahezu den ganzen Tag – unabhängig davon, was Sie machen.

Wichtig

Bitte vor der Übung einige leichte Aufwärmübungen machen.

Hilft bei

- Handgelenkarthrose (Abnutzung),
- Sehnenscheidenentzündungen am Unterarm,

- Ganglion (Aussackungen der Gelenkkapsel mit galertiger Flüssigkeit gefüllt),
- Probleme mit dem Discus triangularis (meniskusartiges Bindegewebe im Handgelenk),
- Carpaltunnelsyndrom CTS (Kompression der mittleren Handnerven mit Taubheit und Schwäche der Finger).

Was wird trainiert?
Neben dem Knorpel und der Gelenkkapsel des Handgelenkes werden auch die Beuger und die Strecker des Handgelenkes gekräftigt und gedehnt.

Finger

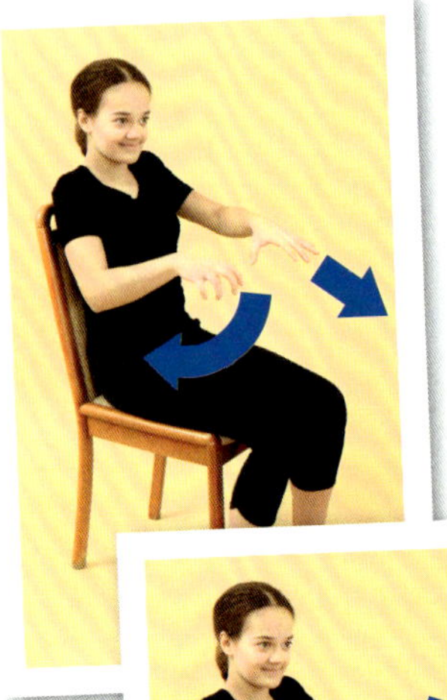

Übungsgang
Einatmen und rechts die Finger kräftig zur Faust ballen, wobei die Faust nicht vollständig zugemacht werden soll. Gleichzeitig werden die Finger der linken Hand mit Kraft gestreckt, aber auch nicht vollständig. Während der ganzen Übung werden die Finger unter Spannung gehalten. Ausatmen und rechts die Finger fast strecken, während links die nicht ganz geschlossene Faust gemacht wird.

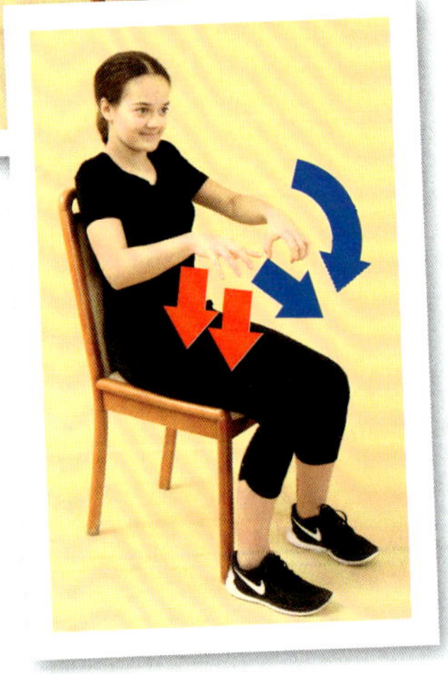

Beim Ausatmen visualisieren
Bei Schmerzen: Schmerzen werden beim Ausatmen aus den Fingerspitzen der rechten Hand hinausgetrieben. Beim nächsten Zyklus beginnen Sie mit der Faust links und treiben die Schmerzen aus den linken, fast gestreckten Fingern hinaus.
Beim Training ohne Schmerzen: Kräftigen Sie Ihre Finger und gehen Sie mit deutlich mehr Kraft in den Händen durchs Leben. Es wird

Ihnen alles leichter fallen, Sie werden z.B. Dosen besser aufbekommen und mehr Selbstbewusstsein haben. Selbst Ihr Händedruck wird viel kräftiger ausfallen, was Ihnen einen deutlich besseren Auftritt und mehr Erfolg bescheren wird. Sehen Sie all das während der Übung beim Visualisieren und Ausatmen.

Wichtig

Eine ideale Übung, um Aggressionen abzubauen. Halten Sie die Finger während der ganzen Übung unter einer großen Spannung. Vergessen Sie aber dabei nicht auf das richtige Atmen! Wenn es geht, können Sie dabei einen mehr oder weniger lauten Schrei loslassen.

Hilft bei

- Fingergelenkarthrosen (Abnutzungen),
- Sehnenentzündungen,
- schnellendem Finger,
- Aggressionsabbau (z.B. beim Autofahren).

Was wird trainiert?

Fingergelenke, Gelenkkapseln und alle fingerbewegenden Unterarmmuskeln.

Waving im Stehen

Viele Übungen, die im Sitzen gemacht werden, eignen sich auch hervorragend dazu, sie im Stehen durchzuführen. Das gilt besonders für Übungen für die Wirbelsäule, die mit geringen Modifikationen übernommen werden können. Die meisten anderen Gelenkübungen können natürlich auch im Stehen geübt werden, sie werden aber in diesem Kapitel nur erwähnt, da sie bereits für das Waving im Sitzen genau beschrieben wurden. Die Wirkung der Übungen im Stehen lässt sich dadurch intensivieren, dass unter der warmen oder heißen Dusche geübt wird oder stehend im Schwimmbad. Bei Rückenschmerzen können Sie im Schwimmbad zusätzlich die Massagedüsen als Unterstützung verwenden.

Halswirbelsäule (HWS)

Die Übungen können genauso wie im Sitzen geübt werden, die näheren Einzelheiten entnehmen Sie bitte der Anleitung für die Waving-Übungen im Sitzen.

Brustwirbelsäule (BWS)

Auch diese Übungen können im Stehen und im Sitzen auf die gleiche Weise durchgeführt werden. Der einzige Unterschied besteht darin, dass keine Rückenlehne vorhanden ist. Daher muss der Rücken entweder gegen eine Wand gedrückt werden (etwa die Duschwand oder Swimmingpool-Wand) oder einfach nach hinten ohne Widerstand geübt werden.

Lendenwirbelsäule (LWS)

Die Übungen für die LWS können Sie auch für Waving im Stehen übernehmen. Bei den Übungen „Bein schieben“ und „Bein heben“ sind leichte

Modifikationen nötig. Wenn Sie das Becken durch Einziehen des gestreckten Beines schief stellen, muss das entlastete Bein beim „Bein schieben“ auf die unbelastete Zehenspitze gestellt werden. Beim „Bein heben“ wird das entlastete Bein in der Hüfte leicht gebeugt (nicht mehr als 20°).

Drei Übungen, die sich bei Schmerzen besonders dazu eignen, unter der warmen Dusche durchgeführt zu werden:

Für die ganze Wirbelsäule

Welke Blume – Oberkörper seitlich

Übungsgang
Gerade stehen, am besten unter einer warmen bis heißen Dusche. Einatmen und den Oberkörper seitlich etwas nach rechts neigen (Dauer 3 bis 4 Sek.).

Ausatmen und den Oberkörper seitlich mehr nach rechts neigen (Dauer 3 bis 4 Sek.).

Schmerzen werden seitlich nach links aus der LWS vertrieben.

Die Blume welkt aber noch weiter:

Aus der schon geneigten Stellung: Noch einmal Einatmen und den Oberkörper mehr auf die Seite neigen (Dauer 3 bis 4 Sek.), dann wieder ausatmen und den Oberkörper so weit wie möglich auf die rechte Seite neigen (Dauer 3 bis 4 Sek.), dabei wieder den Schmerz aus dem Rücken nach links vertreiben.

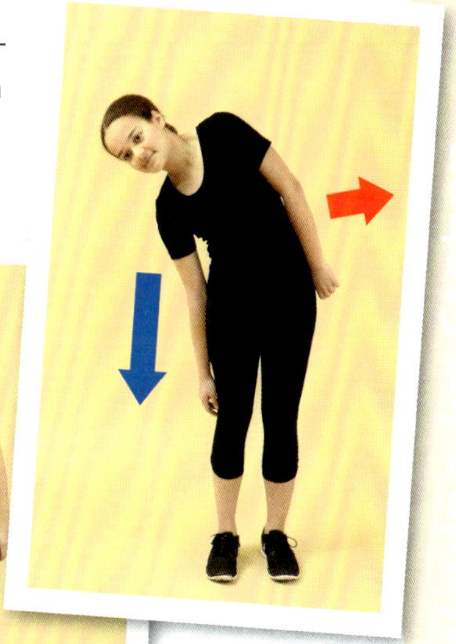

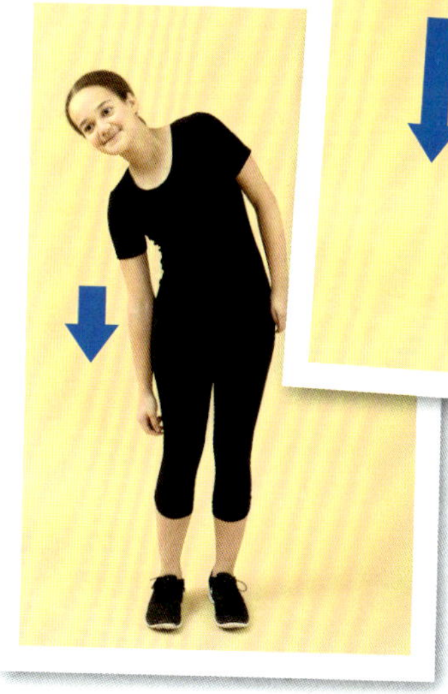

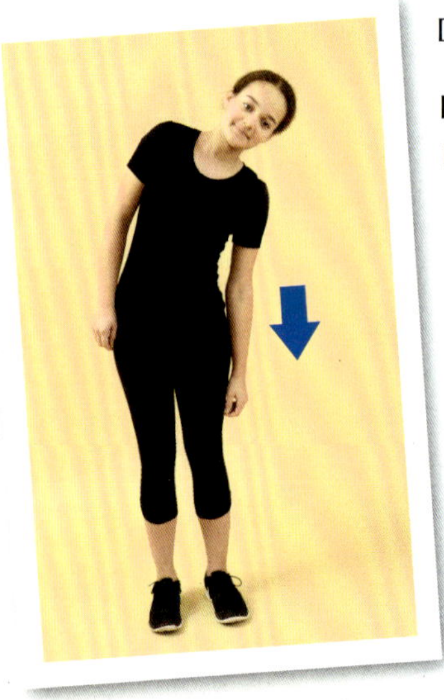

Danach wird die Seite gewechselt.

Beim Atmen visualisieren

Bei Schmerzen: Schmerzen werden seitlich nach links aus der LWS vertrieben. Wechseln Sie beim zweiten Zyklus die Seite und beginnen Sie die Seitneigung nach links. Beim Schmerzaustreiben nehmen Sie Ihre ganze psychische Kraft zusammen, und Sie werden bemerken, dass Sie mit einiger Übung tatsächlich Ihre Rückenschmerzen los werden.

Beim Training ohne Schmerzen: Visualisieren Sie die perfekte Funktion Ihrer Wirbelsäule und fühlen Sie die steigende Geschmeidigkeit Ihrer Bandscheiben und Ihrer Muskulatur.

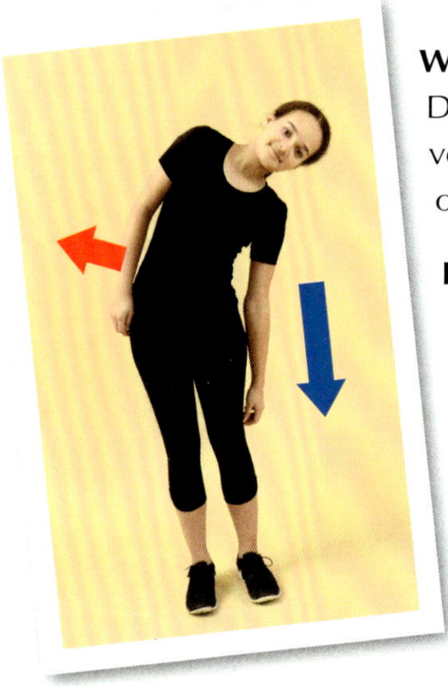

Wichtig

Die Knie sind leicht gebeugt und beide Füße stehen vollflächig am Boden. Neigen Sie sich streng seitlich ohne jede Verdrehung des Oberkörpers.

Hilft bei

- Bandscheibenvorwölbung und -vorfall, immer nur bis an die Schmerzgrenze,
- Arthrose der Wirbelgelenke,
- Muskelverspannungen und Muskelverkürzungen,
- Wirbelblockaden,
- Wirbelkörper- und Bandscheibenabnutzungen (Spondylose, Osteochondrose),
- akuten und chronischen Schmerzzuständen.

Was wird trainiert?

Bandscheiben, Wirbelgelenke, Gelenkkapseln, Wirbelbänder. Die gesamte seitliche Rumpfmuskulatur wird gedehnt.

Oberkörper vor

Übungsgang

Gerade stehen, am besten wieder unter der warmen bis heißen Dusche. Die Hände hinter dem Körper verschränken oder als Variante nach unten aushängen lassen. Einatmen und groß machen, die Wirbelsäule strecken. Die Knie bleiben fast gestreckt (Dauer 3 bis 4 Sek.).

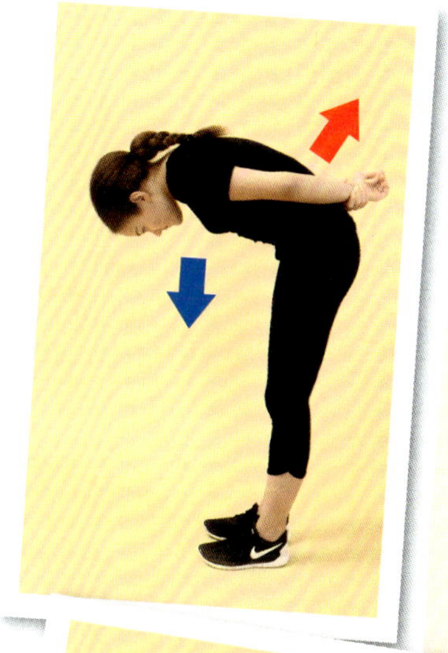

Ausatmen, den Oberkörper nach vorne beugen und quasi langsam nach vorne fallen lassen, um Wirbel für Wirbel „auszuhängen" und zu lockern. Entspannung pur. Die Knie bleiben gestreckt. Die Muskeln werden richtig locker.

Beim Atmen visualisieren

Bei Schmerzen: Schmerzen werden nach hinten aus der Wirbelsäule ausgeleitet (Dauer 3 bis 4 Sek.).

Beim Training ohne Schmerzen: Visualisieren Sie die perfekte Funktion Ihrer Wirbelsäule und fühlen Sie die steigende Geschmeidigkeit Ihrer Bandscheiben und Ihrer Muskulatur.

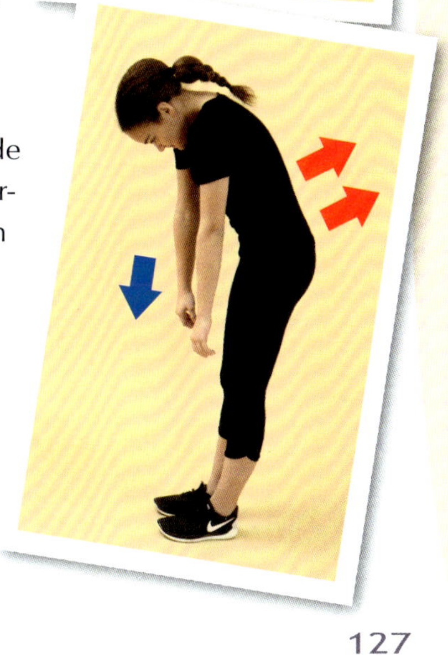

Wichtig

Die Knie sind nur ganz leicht gebeugt und beide Füße stehen vollflächig am Boden. Die Hände werden hinter dem Körper verschränkt oder hängen locker nach unten.

Hilft bei

- Bandscheibenvorwölbung und -vorfall, nur bis an die Schmerzgrenze,
- Arthrose der Wirbelgelenke,
- Muskelverspannungen und Muskelverkürzungen,

- Wirbelblockaden,
- Wirbelkörper- und Bandscheibenabnutzungen (Spondylose, Osteochondrose),
- akuten und chronischen Schmerzzuständen.

Was wird trainiert?
Bandscheiben, Wirbelgelenke, Gelenkkapseln, Wirbelbänder und die gesamte hintere Rumpfmuskulatur werden gedehnt.

Die Körperwelle

Welle 1: Einatmen, Schulter nach vorne einrollen.
Welle 2: Oberkörper vorbeugen, Arme aushängen lassen.
Welle 3: Knie beugen, Rücken rund machen.
Welle 4: Ausatmen, Becken nach vorne drehen.
Welle 5: Knie strecken, Becken ganz nach vorne drehen.
Welle 6: Becken in Normalposition, den Rücken strecken und groß machen.
Welle 7: Schulter zurück, Brust hervor.

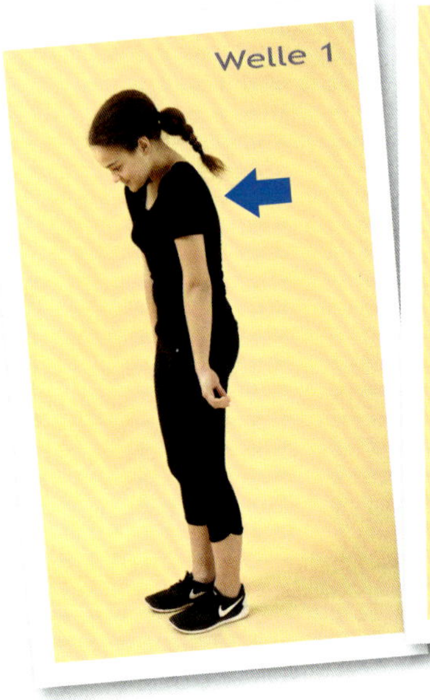

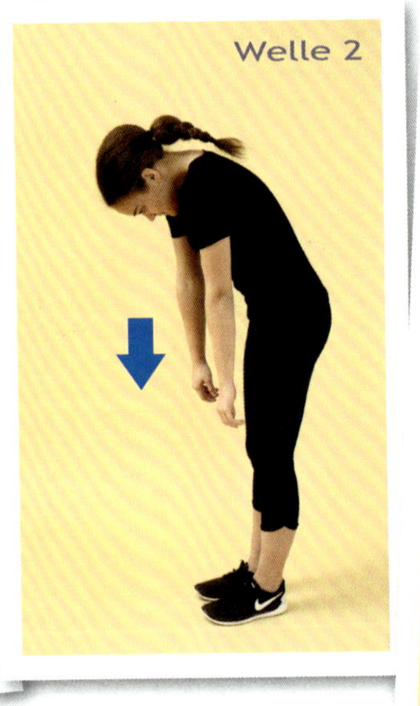

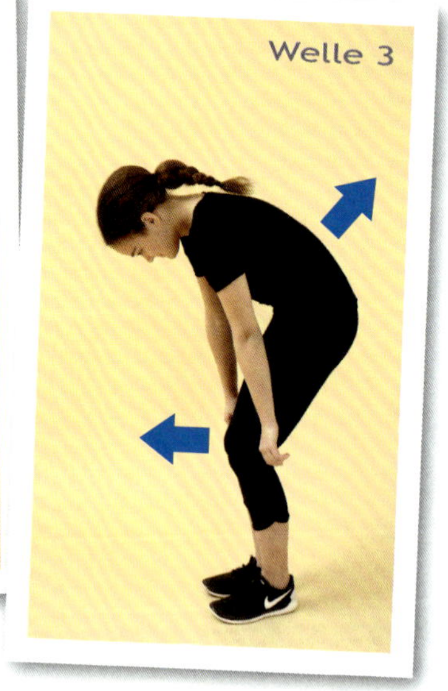

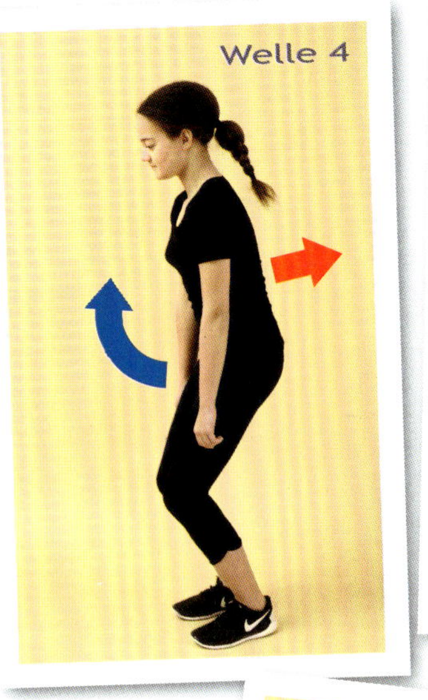
Welle 4

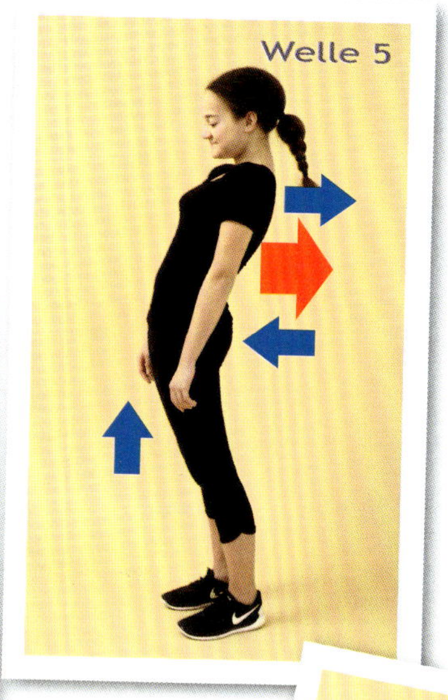
Welle 5

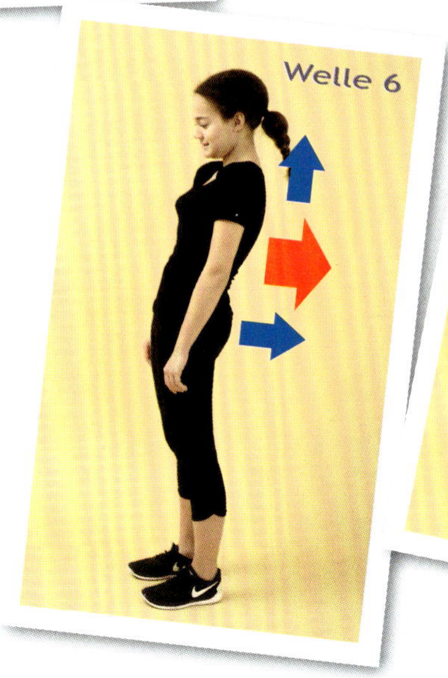
Welle 6

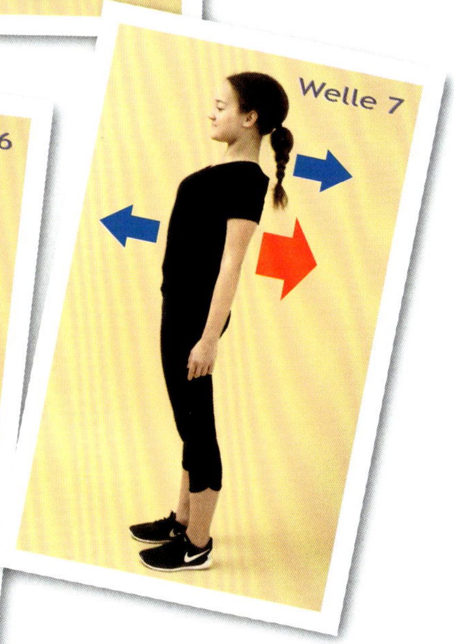
Welle 7

Waving im Liegen

Waving kann im Liegen vielfältig eingesetzt werden. Es ist ideal, um noch vor dem Aufstehen Morgenschmerzen zu besiegen und um auf Touren zu kommen. Viele Menschen wachen mit Schmerzen im Rücken oder in einem oder mehreren Gelenken auf. Diese Übungen geben ihnen nun die Möglichkeit, noch vor dem Aufstehen dem Körper Gutes zu tun. Und sie stehen mit dem guten Gefühl auf, noch vor dem ersten Kaffee bereits einen Teil des Tagespensums erledigt zu haben. Menschen, die durch eine schwere Erkrankung oder einen Unfall temporär an das Bett gefesselt sind, neigen durch das viele Liegen und durch die Inaktivität zu Schmerzen im Rücken. Waving im Liegen gibt ihnen die Möglichkeit, ohne viel Aufwand Rückenschmerzen zu vermeiden (Prävention) oder – falls Beschwerden bereits vorhanden sind – diese im Liegen effektiv zu bekämpfen (Therapie).

Die Übungen können genauso wie im Sitzen durchgeführt werden, allerdings sollte – wenn möglich – der Kopfpolster entfernt werden, damit die Halswirbelsäule nicht gebeugt werden muss. Sollte das nicht möglich sein, weil ein Rundrücken besteht oder weil beim zu flachen Liegen Atemnot auftritt, dann verwenden Sie bitte einen möglichst flachen Polster. Ein Unterschied zu Waving im Sitzen ist die Reibung am Polster oder am Bett, die während der Übungen auftritt.

Leider wird bettlägerigen Patienten von Spitalsseite her (meist) aus Kostengründen und aufgrund des Personalmangels viel zu wenig oder gar keine Heilgymnastik im Krankenbett angeboten. Die Anleitung zu „Waving im Liegen" gibt jedem Patienten die Möglichkeit, selbst etwas gegen die Inaktivität zu unternehmen. Außerdem bietet sie auch eine gute Abwechslung für den Spitalsalltag, wenn das Lesen, Computerarbeit und Fernsehen auf die Dauer zu eintönig werden.

Waving im Liegen eignet sich auch besonders für Waving-Anfänger: Es fällt leichter, den Kopf auf einer Unterlage während der Übungen abzustützen und das Drehen oder Gleiten des Kopfes oder der Beine quasi „unterstützt" auszuführen.

Halswirbelsäule (HWS)

Die Übungen für die HWS können genauso wie im Sitzen geübt werden. Sollte die Übung „Grüßen" (siehe Seite 73) eventuell im Liegen zu schwer sein, kann ein Polster Abhilfe schaffen, damit der Kopf bereits in der Ausgangslage etwas gebeugt ist.

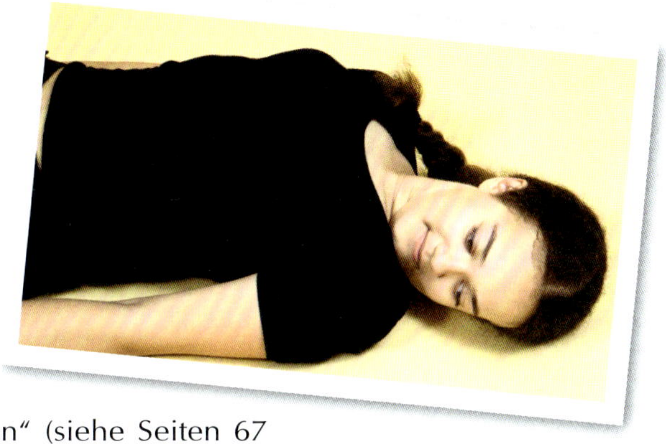

„Drehen", „Neigen", „Schieben" sowie „Heben und Senken" (siehe Seiten 67 bis 72) werden genauso wie beim Waving im Sitzen geübt.

Brustwirbelsäule (BWS)

Die Übung „Schultern drehen" (Seite 77) geht im Liegen nicht so gut, kann aber mit geringerem Ausschlag und gegen die Pölster geübt werden. Die anderen BWS-Übungen können auch im Liegen geübt werden („Eine Schulter hinauf" auf Seite 75, „Groß und klein machen" auf Seite 78, „Brust heraus" auf Seite 80 sowie „Solarplexus heraus" auf Seite 81).

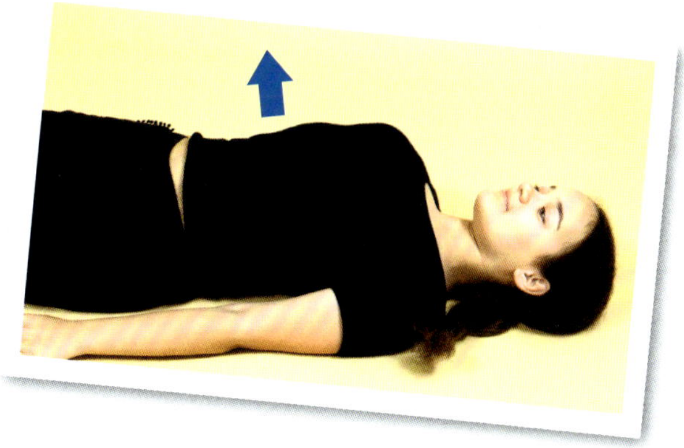

Lendenwirbelsäule (LWS)

Die Übungen „Niere vor“ (Seite 83), „Becken drücken“ (Seite 84), „Bein schieben“ (Seite 86), „Bein heben“ (Seite 87) und „Strecken und Schrumpfen“ (Seite 88) sind für das Waving im Liegen sehr gut geeignet.

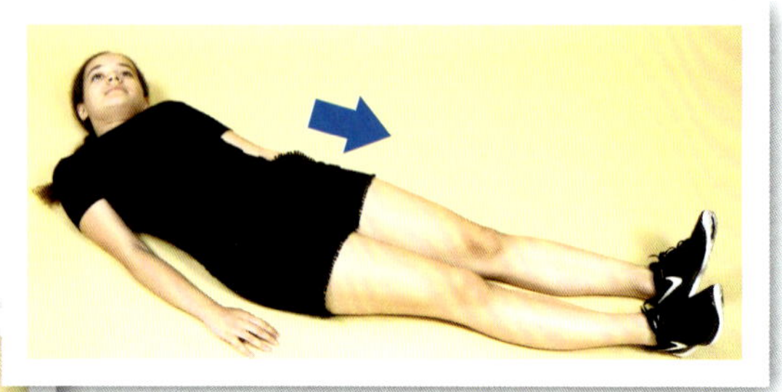

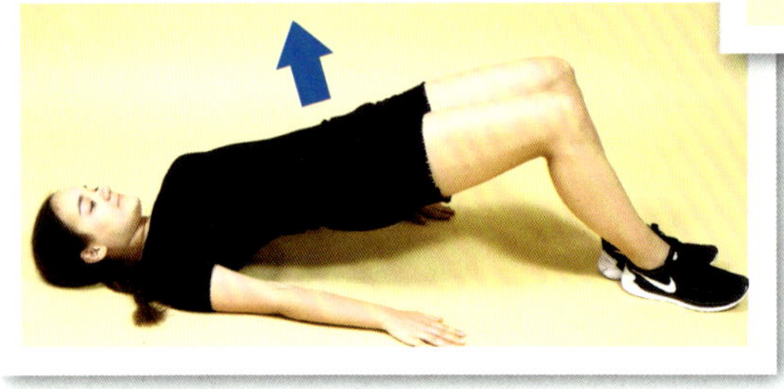

Gelenkübungen

Einige Gelenkübungen können auch im Liegen geübt werden:

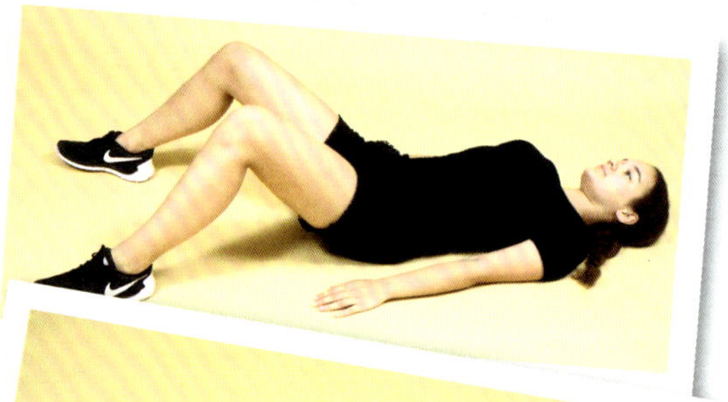

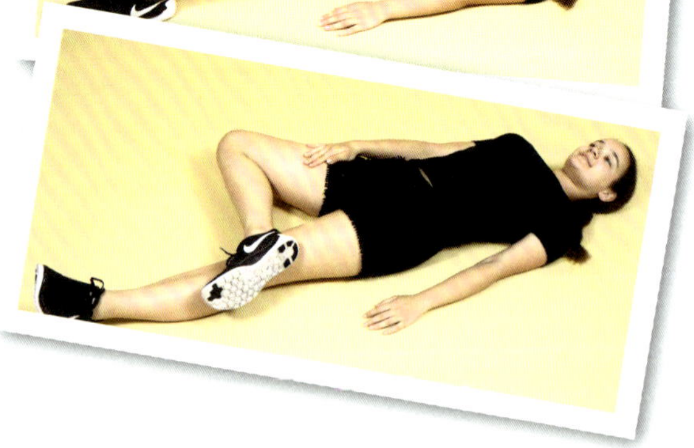

Hüfte

Diese Übungen eignen sich auch im Liegen:

- „Leg Spreading“ (Seite 92),
- „Überschlagen“ (Seite 94).

Knie

Knieübungen im Liegen sind einfacher als im Sitzen,

weil Sie sich bei den Übungen mit dem Fuß am Bett abstützen können. Dies gilt besonders für

- „Kokontraktion" (Seite 96) und
- „Knie strecken" (Seite 98).

Andere Gelenke

Auch die meisten Fußübungen können unter Berücksichtigung des fehlenden Bodens ohne Probleme im Liegen geübt werden. Auch die Schulter-, Ellbogen- und Handübungen können Sie im Liegen üben.

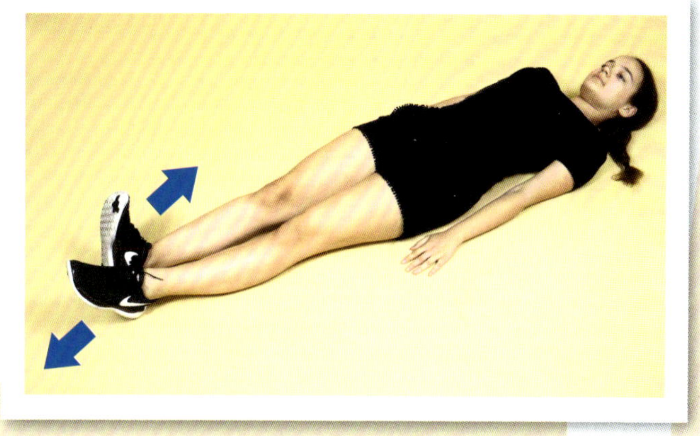

Bitte vergessen Sie nicht

Auch für das Waving im Liegen gilt:
bewegen + atmen + visualisieren.
Nur das Bewegen ist auch nicht schlecht, aber kein Waving.

Waving beim Sport – Waving für Fortgeschrittene

Obwohl Waving beim Sport auch von Schmerzpatienten mit großen Vorteilen durchgeführt werden kann, ist es wohl eher ein Trainingsprogramm für Waving-„Fortgeschrittene". Ist Ihnen das normale Nordic Walking zu eintönig, möchten Sie beim Laufen oder Radfahren Ihr Training intensivieren, wollen Sie Ihre Gelenke und Wirbelsäule gesund erhalten oder haben Sie einfach Spaß an der Bewegung und wollen sich dabei tief entspannen und Glücksgefühle aufbauen? Dann betreiben Sie doch Waving beim Sport!

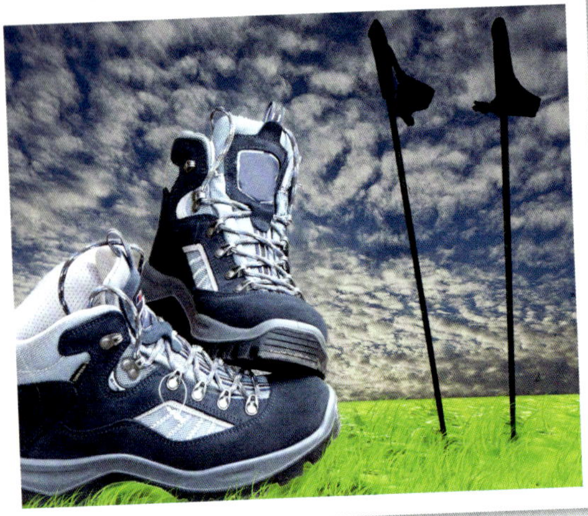

Beginnen Sie mit Nordic Walking, steigern Sie zum Waving beim Laufen und setzen Sie fort mit Waving beim Radfahren – die meisten Übungen am Ergometer und einige auch beim Fahren auf dem sicheren Fahrradweg.

Sie können auch beim Schwimmen waven und dabei noch mehr entspannen.

Hier einige Anleitungen dazu.

Nordic Walking

Waven für Hals-, Brust- und Lendenwirbelsäule

Die Vorbereitung für ein gutes, entspanntes und erfolgreiches Waving beim Nordic Walken beginnt bei der Ausrüstung, und ebenso wichtig ist die Umgebung, in der Sie beim Walken waven. Sparen Sie nicht bei den Schuhen, denn sie vermitteln den Kontakt zwischen Ihnen und dem Boden. Wichtig bei der Wahl Ihrer Schuhe ist es, auf eine ausgezeichnete Dämpfung der Sohle und des hinteren Teiles des Schuhs zu achten. Die Ferse muss einen entsprechenden Halt bekommen, ohne zu sehr eingeengt zu sein, denn beim ersten Auftreffen auf den Boden muss sie sich nach außen drehen können, um eine ausreichende Dämpfung des Fußes selbst zu gewährleisten, da es sonst zu Schäden an den Füßen, aber auch an weiter oben befindlichen Gelenken, wie Knie, Hüfte und sogar der Wirbelsäule kommen kann.

Der vordere Teil der Sohle sollte für den Abstoß eher härter sein und gut aufgebogen, um das Abrollen zu erleichtern. Die Bekleidung muss sich natürlich an der Außentemperatur orientieren und darf nicht beengend sein. Achten Sie darauf, moderne Gewebe zu verwenden, die den Schweiß nach außen leiten. Nehmen Sie bei ausgedehnten Touren eventuell einen kleinen Rucksack mit – für Wasser, Müsliriegel, Handy (für etwaige Notfälle), Regenschutz, Handtuch, etwas Geld und Reservebekleidung.

Gehen Sie immer mit Stöcken, auch wenn es vielleicht anfangs für Sie eher lustig oder sogar peinlich erscheint – glauben Sie mir, Ihre Umgebung hat sich an den Anblick von stockangetriebenen Menschen schon gewöhnt, niemand wird sich daran stoßen. Außerdem haben die Stöcke wirklich große Vorteile, da die Arme mitarbeiten, es wird nach wissenschaftlichen Untersuchungen 5 % mehr Energie verbraucht als ohne Stöcke. Außerdem sind die Stöcke sehr wirksame Aufstiegshilfen in steilerem und steilem Gelände, sie helfen beim Balancieren auf unebenem Untergrund, geben mehr Sicherheit auf schmalen Pfaden und sind nicht zuletzt tolle Hilfsmittel für das Waving beim Nordic Walking. Die Stöcke sind überdies im Notfall wirksame Abwehrhilfen gegen Tier und Mensch und bei juckendem Rücken helfen sie auch … Also immer mit Stöcken!

Der rechte Stock hat immer dann Bodenberührung, wenn die linke Ferse aufsetzt, und beim nächsten Schritt wird der linke Stock aufgesetzt, wenn die rechte Ferse den Boden berührt.

Die Stöcke sollen möglichst leicht und stabil sein. Günstig sind verstellbare Stöcke, am besten dreiteilig, denn dann können Sie sie leicht überallhin mitnehmen.

Stellen Sie die Stöcke ungefähr auf die folgende Länge ein: Stocklänge = 0,66 (bis 0,7) × Körpergröße. Viel zu lange oder viel zu kurze Stöcke können eine harmonische Bewegung behindern.

Schon das normale Nordic Walking wird Sie entspannen und Ihre Kondition verbessern. Und erst Recht werden Sie von den Waving-Einheiten während des Walkens extrem profitieren, Ihre Lebenslust wird sich deutlich steigern, Ihre Selbstzufriedenheit zunehmen, die Entspannung wird weitaus besser gelingen und Sie werden im Leben erfolgreicher.

Wählen Sie zum Waving beim Nordic Walking so oft es geht die freie Natur. Fahren Sie hinaus aus der Stadt oder suchen Sie zumindest große Parks mit vielen, möglichst großen Grünanlagen, denn in der Natur wird Ihnen das Waving beim Nordic Walking noch mehr gefallen, Sie werden noch besser entspannen und Sie werden lockerer und glücklicher.

Nun zur Technik des Wavings beim Nordic Walking: Gehen Sie los und kommen Sie in den Rhythmus. Führen Sie immer gleichzeitig mit dem Schritt des rechten Beines nach vorne auch den linken Arm nach vorne und „stechen" Sie den Stock ein. Wenn Sie einen stabilen Rhythmus erreicht haben, können Sie einmal die Übungen, die Sie aus dem Waving im Sitzen bereits können, ausprobieren. Es funktioniert grundsätzlich genauso wie im Sitzen, mit der gleichen Atemtechnik und der gleichen Visualisierung. Wenn Sie Schmerzpatient sind, dann vertreiben Sie beim Ausatmen Ihre Schmerzen. Wenn Sie ohne Schmerzen trainieren wollen, dann konzentrieren Sie sich beim Ausatmen auf die gute Funktion Ihres Körpers, wobei Sie natürlich nicht den ganzen Körper „ansteuern" sollten, sondern den Körperteil, den Sie gerade trainieren wollen.

Machen Sie zwischen den Einheiten des Wavings auch immer wieder „Pausen", in denen Sie „nur" normal walken. Sie können dabei natürlich beim Ausatmen auch einfach nur die Natur genießen, an eine Südseeinsel denken, die „schwarze Wolke" ausatmen oder jede andere der positiven

Visualisierungen üben. Sie werden dadurch Ihr Lebensgefühl steigern und Glück, Zufriedenheit und Erfolg erreichen.

Auch Schmerzpatienten können vom Waving beim Nordic Walking sehr profitieren, wenn sie nicht zu weit über Ihre persönliche Schmerzgrenze gehen (um Entzündungen zu vermeiden!) und nach der Einheit Pausen von ein bis zwei Tagen einhalten – und vor allem die Dauer des Trainings langsam steigern. Schmerzpatienten sollten mit 15 Minuten in der Ebene beginnen und die Belastung sehr langsam steigern. Mit Fortdauer dieses therapeutischen Trainings werden die Gelenke besser durchblutet, die Muskeln stärker und die Lungenkapazität wird zunehmen.

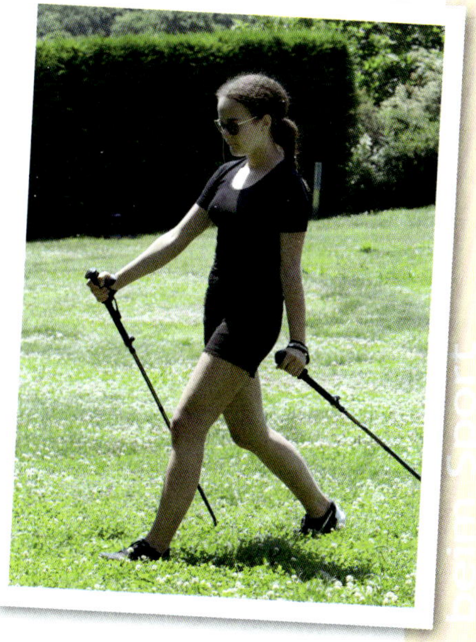

Daher profitieren gerade Schmerzpatienten extrem.

Die oben beschriebenen Übungen für die Wirbelsäule können Sie großteils auch für das Waving beim Nordic Walking übernehmen. Beachten Sie bitte, dass Sie trotz der nötigen Konzentration auf das Zusammenspiel der Bewegungen das Atmen nicht vergessen. Möglicherweise werden mehrere Wiederholungen notwendig, bis die Übungen mit dem passenden Atmen und Visualisieren gut klappen.

Beginnen Sie zu gehen, und zwar in eher langsamer bis mittlerer Geschwindigkeit. Wenn Sie einen guten Rhythmus gefunden haben, beginnen Sie mit dem Waving: Einatmen und mit dem rechten Fuß vorangehen. Für die erste Bewegung, das Einatmen und das Ausatmen bei der gleichen Bewegung werden jeweils 4, 5 oder 6 Schritte veranschlagt, das hängt davon ab, wie schnell Sie gehen und wie groß Ihre Schritte sind. Wenn Sie den Rhythmus erreicht haben, zählen Sie bitte nicht mehr weiter die Schritte, denn Sie brauchen Ihre Konzentration für das Visualisieren. Also losgehen, aus dem Bauch ein- und ausatmen und dabei waven!

Dann machen sie 8 Schritte ohne Übung und beginnen einen neuen Zyklus mit der anderen Seite voran. Wenn Sie auch mit dieser Übung fertig sind, gehen Sie 1 bis 2 Minuten „normal“, also ohne Übungen, was aber nicht heißt, dass Sie nicht visualisieren können!

Wichtig:
Vergessen Sie nicht das Visualisieren beim Ausatmen: Stellen Sie sich Ihren Rücken warm und gut durchblutet vor, spüren Sie Ihre Knie und Ihre Schultern geschmeidig.

Zusätzlich zu den bekannten Wirbelsäulenübungen können Sie noch die folgenden speziellen Übungen für Nordic Walking machen:

Beide Arme hoch

Beide Stöcke werden parallel vor den Körper gehalten, quer zur Gehrichtung. Gehen Sie los. Einatmen und die Stöcke dabei über den Kopf heben (die Schritte dabei zählen: 1-2-3-4 oder 5 oder 6).

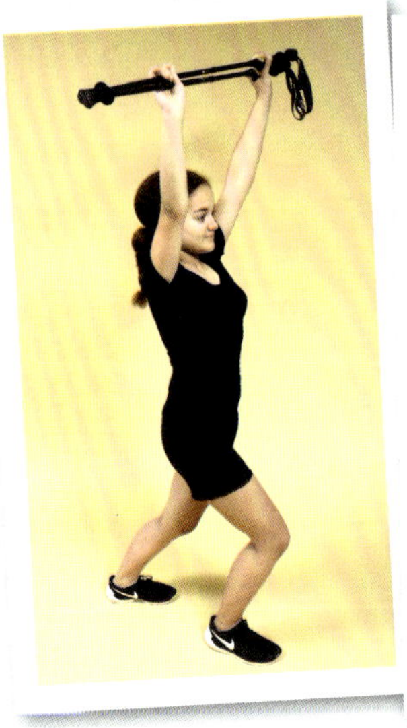

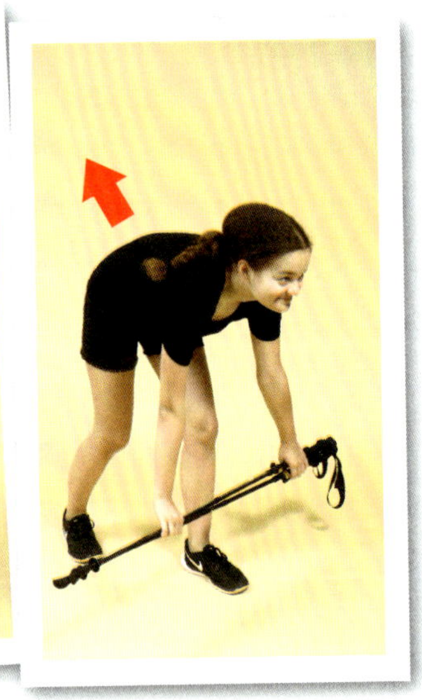

Beim Ausatmen senken Sie den Oberkörper ab. Dabei weit hinunterbeugen und die Stöcke knapp über dem Boden halten und natürlich weitergehen (die Schritte dabei zählen: 1-2-3-4 oder 5 oder 6).

Variante 1:
Ausatmen und dabei die Stöcke nur bis zur Hüfte wieder absenken – also nur die gestreckten Arme absenken.

Variante 2:
Beim Absenken die Stöcke seitlich mit gedrehtem Oberkörper nach unten halten und dabei natürlich weitergehen. Die Seitendrehung beim neuen Zyklus auf der anderen Seite üben.

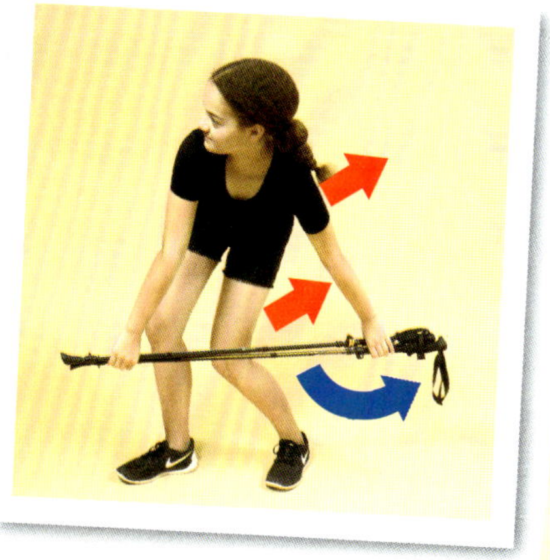

Visualisieren Sie den Rücken und vertreiben Sie etwaige Schmerzen beim Ausatmen nach hinten, Sie können dabei das Wirbelklavier spielen und Wirbel für Wirbel beüben und mobilisieren. Oder Sie sehen beim Training Ihres Wohlbefindens beim Ausatmen die wunderbare Funktion Ihres Rückens.

Eine Schulter hoch, eine Schulter tief

Gehen Sie los und erreichen Sie einen guten Rhythmus. Beim Einatmen heben Sie für 4, 5 oder 6 Schritte die rechte Schulter hoch und neigen dabei den Oberkörper nach links. Gehen Sie beim Ausatmen in die Gegenbewegung und Sie heben jetzt die linke Schulter und senken die rechte. Der Rücken wird dabei nach rechts geneigt und etwaige Schmerzen aus dem Rücken werden nach links hinausgedrückt oder es wird – wenn keine Schmerzen bestehen – die gute Funktion visualisiert.

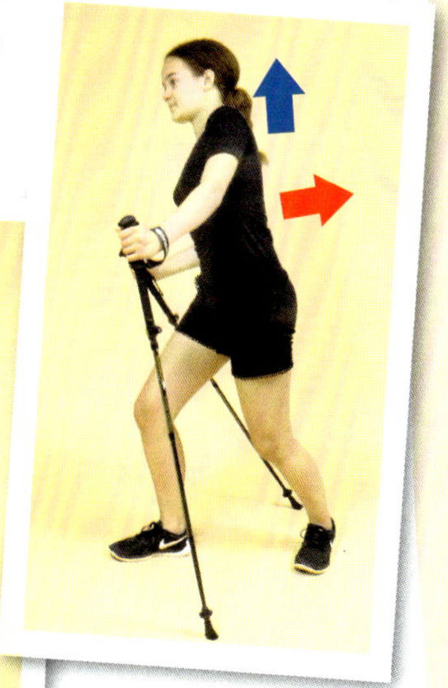

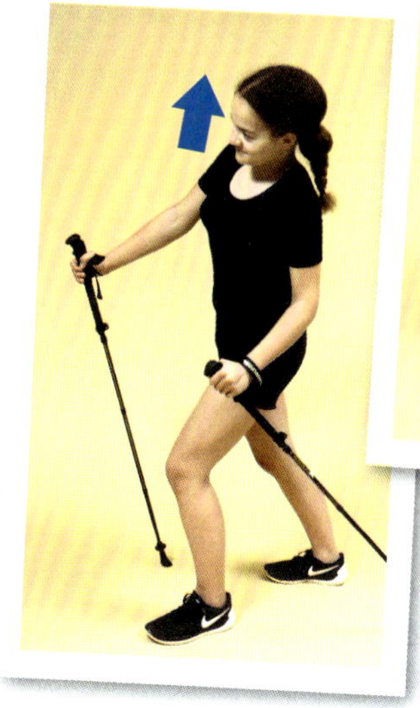

Wenn Sie 8 Schritte normal gegangen sind, beginnen Sie einen neuen Zyklus mit dem Heben der linken Schulter.

Variante: Die Stöcke werden in Gehrichtung über den Kopf gehalten, in jeder Hand einen Stock. Gehen Sie los. Einatmen und den Stock in der rechten Hand dabei über den Kopf zur linken Schulter drehen und den Stock in der linken Hand absenken und den Oberkörper zur linken Seite neigen. Ausatmen und dabei die Gegenbewegung zur rechten Seite durchführen.

Gehen Sie dann 8 normale Schritte und beginnen Sie den nächsten Zyklus mit dem Heben des linken Armes über den Kopf und neigen Sie den Oberkörper nach rechts. Vergessen Sie nicht die Atmung und die Visualisierung.

Hüftschwung

Gehen Sie zunächst ganz normal und in einem gleichmäßigen Rhythmus. Nun atmen Sie tief ein und drücken bei jedem Schritt die rechte Hüfte stark nach außen. Das machen Sie für 4, 5 oder 6 Schritte. Für weitere 4, 5 oder 6 Schritte setzen Sie den Hüftschwung nach links fort und atmen dabei aus. Konzentrieren Sie sich auf die Funktion Ihrer Hüften.

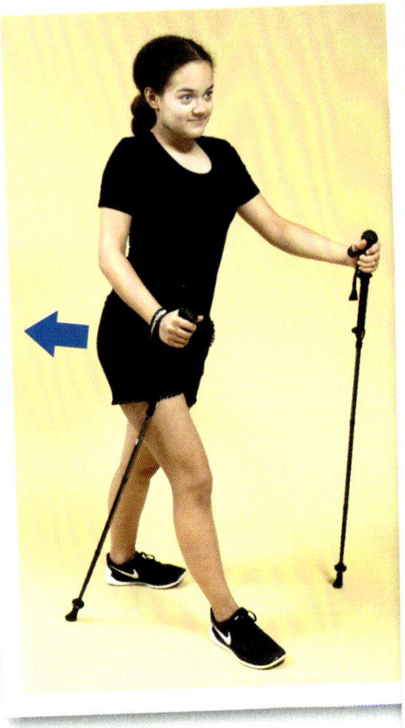

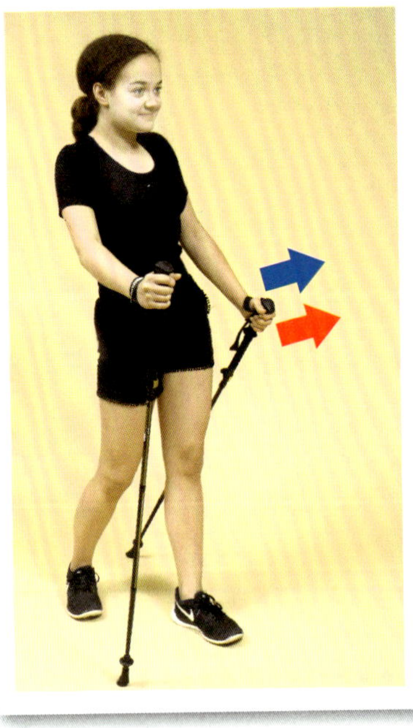

Gehen Sie nun für 8 weitere Schritte ganz normal und absolvieren Sie dann den nächsten Zyklus, indem Sie mit der linken Hüfte beginnen.

Visualisieren: Schmerzen werden zuerst aus der linken Hüfte nach außen weggedrückt und beim 2. Zyklus aus der rechten Hüfte. Ansonsten spüren Sie die gute Funktion Ihrer Hüftgelenke.

Stechschritt, gestrecktes Bein vor

Gehen Sie zunächst wieder ganz normal und in einem gleichmäßigen Rhythmus. Nun atmen Sie tief in den Bauchraum ein und beugen das rechte Knie beim Ausschreiten nicht, sondern machen Sie einen Stechschritt. Machen Sie das für 4 bis 6 Schritte. Für weitere 4 bis 6 Schritte wiederholen Sie den Stechschritt und atmen dabei aus. Eine eher anstrengende Übung.

Visualisieren Sie bei Schmerzen das Vertreiben des Schmerzes aus dem getreckten Bein oder konzentrieren Sie sich beim Training des Wohlbefindens auf die gute Funktion Ihrer Beinmuskulatur beim Ausatmen.

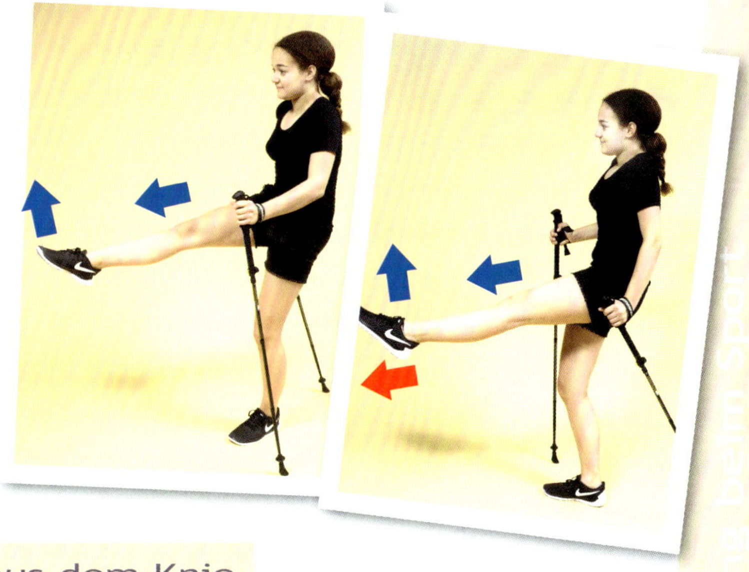

Gehen Sie dann für 8 weitere Schritte ganz normal und beginnen Sie dann den nächsten Zyklus Stechschritt mit dem linken Bein. Diese Übung ist sehr anstrengend und Sie werden den Schritt dabei etwas verlangsamen müssen.

Unterschenkel aus dem Knie im Bogen schleudern

Schreiten Sie während des Einatmens mit dem rechten Bein nicht gerade so nach vorne, wie Sie das sonst machen, sondern schleudern Sie das Bein seitlich in einem Bogen nach vorne. Das machen Sie für 4 bis 6 Schritte. Beim Ausatmen schleudern Sie noch für 4 bis 6 weitere Schritte das linke Bein in einem Bogen nach vorne. Den Stock halten Sie dabei weiter weg vom Körper, damit Sie nicht anstoßen.

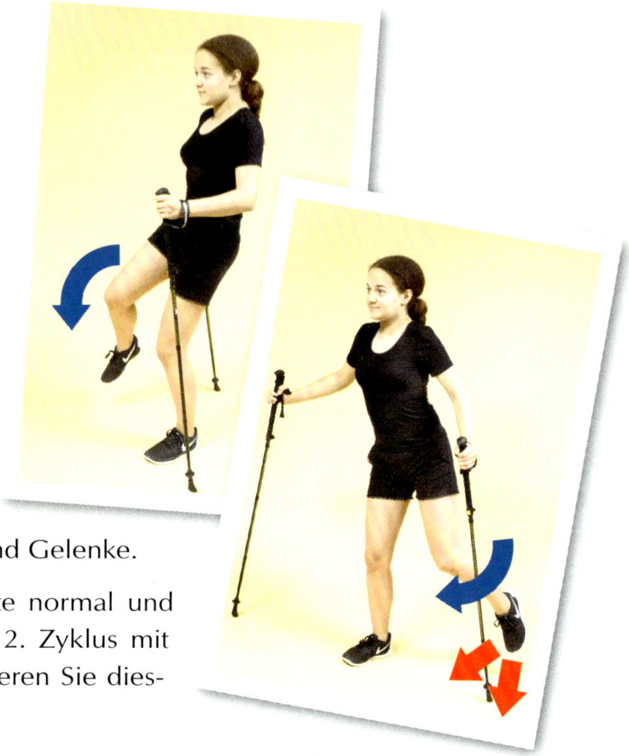

Atmen und Visualisieren nicht vergessen: Der Schmerz wird aus dem Bein und aus dem Fuß geradezu herausgeschleudert. Eine sehr wirksame Übung.

Bestehen keine Schmerzen, so sehen Sie bitte die großartige Funktion des gesamten Beins, also der Muskeln und Gelenke.

Gehen dann wieder 8 Schritte normal und beginnen Sie die Übung des 2. Zyklus mit dem linken Bein und visualisieren Sie diesmal das rechte Bein.

Knie gebeugt heben

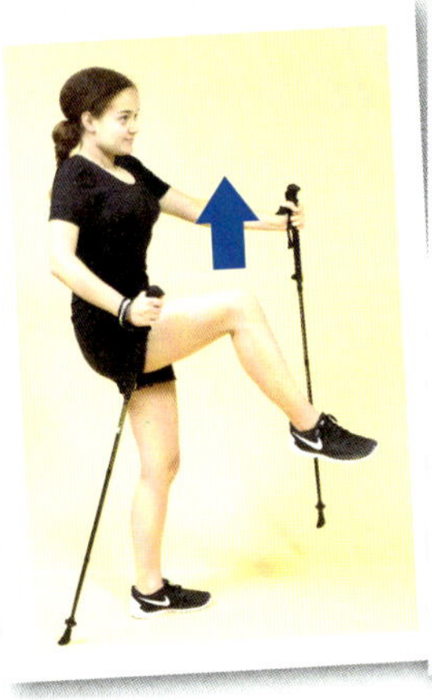

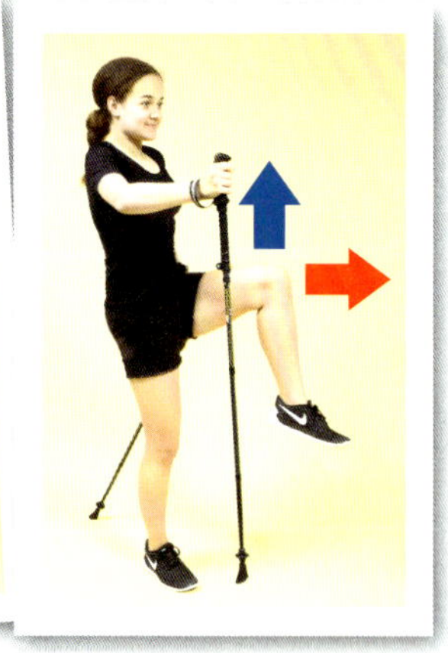

Heben Sie während des Einatmens das rechte Bein im Knie hoch hinauf und machen Sie das für 4 bis 6 Schritte. Beim Ausatmen heben Sie wieder für 4 bis 6 Schritte das linke Knie hoch. Dann kommen wieder 8 normale Schritte zur Erholung und anschließend wird die Übung mit dem linken Bein begonnen. Auch diese Übung ist sehr anstrengend und wird Ihren Gehrhythmus verlangsamen.

Visualisieren: Schmerzen werden beim Ausatmen aus dem gebeugten Knie vertrieben.

Eine sehr anstrengende Übung.

Unterschenkel zum Gesäß heben

Die gegenteilige Übung: Heben Sie während des Einatmens die rechten Ferse so weit wie möglich zum Gesäß. Das machen Sie bei jedem der folgenden 4 bis 6 Schritte, während Sie einatmen. Beim Ausatmen heben Sie dann bei jedem der 4 bis 6 Schritte die linke Ferse hoch.

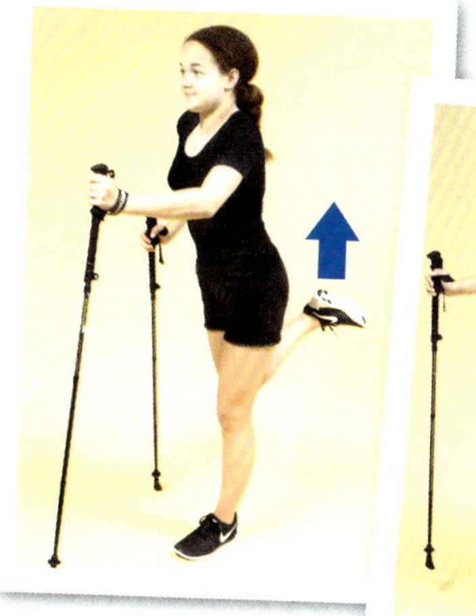

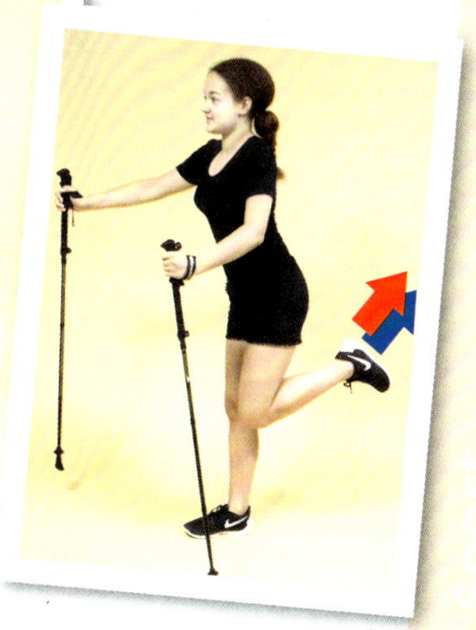

Visualisieren Sie Schmerzen aus der Ferse heraus. Schleudern Sie sie richtig heraus.

Spitzfuß und Hackenfuß machen

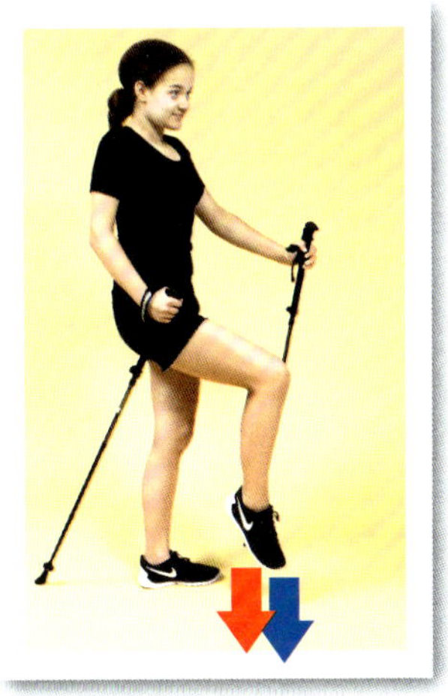

Zuerst wird mit dem rechten Fuß geübt: Der rechte Fuß wird bei jedem der 4 bis 6 Schritte im oberen Sprunggelenk (OSG) überstreckt, also ein Spitzfuß gemacht. Dabei einatmen (die Zehen und den Vorfuß so weit wie möglich nach unten strecken). Ausatmen und den Spitzfuß nun im linken Fuß machen.

Schmerzen werden beim Ausatmen aus der linken Zehenspitze vertrieben. Atemtechnik und Visualisierung wie bei jeder der vorangegangenen Übungen.

Dann kommen wieder 8 normale Schritte und die Übung setzt nun mit dem linken Fuß fort.

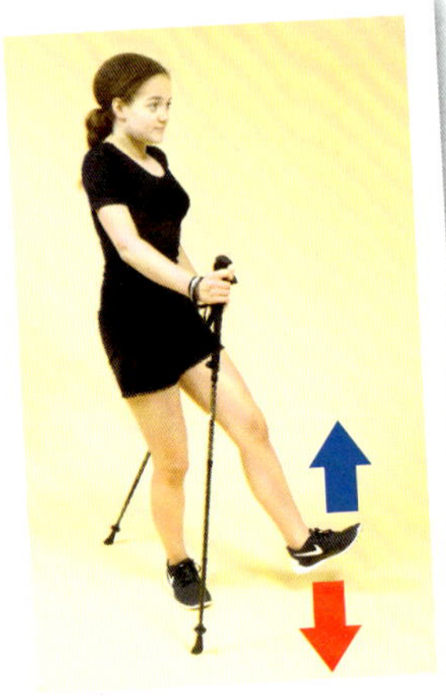

Variante 1: Statt eines Spitzfußes machen Sie einen Hackenfuß (das bedeutet, der Fuß wird nicht gestreckt, sondern gebeugt, also zeigt die Ferse nach vorne), ansonsten wird die Übung genau gleich durchgeführt. Etwaige Schmerzen werden aus der Ferse vertrieben.

Variante 2: Wenn Sie eine hoch koordinative Übung machen wollen, so können Sie beim nächsten Übungszyklus den Spitzfuß beim Einatmen rechts und den Hackenfuß beim Ausatmen links machen. Natürlich beginnen Sie dann die Visualisierung wieder mit dem linken Fuß.

Laufen

Die Spezialübungen, die für Nordic Walking beschrieben wurden, aber auch die Wirbelsäulenübungen eignen sich auch sehr gut für das Laufen – und zwar mit und ohne Stöcke –, vorausgesetzt, es werden einige Sicherheitshinweise beachtet:

Laufen Sie stets auf ebenem Untergrund, wenn Sie beim Laufen waven wollen. Wenn der Blick kurz weggedreht wird, könnten Sie sonst stolpern. Waven Sie beim Laufen nicht, wenn Sie leicht zu Schwindel neigen, denn das Waving könnte durch die Lageänderung des Kopfes den Schwindel eventuell verstärken.

Laufen Sie langsam weg und versuchen Sie sehr rhythmisch zu laufen. Beginnen Sie die Waving-Übungen, wenn das Laufen sehr stabil ist. Am besten eignen sich Übungen, bei denen der Blick nicht vollständig von der Mittellinie abgewendet werden muss.

Zählen Sie bei jeder Einzelbewegung wieder 4 bis 6 Schritte wie beim Waving bei Nordic Walking, wenn Sie schnell laufen und kleinere Schritte machen, werden Sie mehr Schritte pro Atemzug machen. Wenn Sie gegen Ende Ihrer Laufeinheit sind und die Kondition bereits stark abnimmt, kann es sogar sein, dass Sie pro Atemzug nur 3 Schritte machen können. Versuchen Sie Ihre Waving-Übungen nach einer übungsfreien Laufstrecke von etwa 1 Minute zu beginnen und machen Sie in diesem Rhythmus weiter: Jede Minute führen Sie eine Waving-Übung durch und bitte vergessen Sie nicht: Die Übungen sind keine reine Gymnastikstunde, denn die Atemübungen und das Visualisieren sind neben dem Üben (und Laufen) wesentliche Bestandteile des Wavens. Ohne die beiden wichtigen Säulen ist es eine Sportstunde (was auch nicht schlecht ist), aber kein Waving. Erleben Sie, wie Sie vom Laufwaving profitieren können: Stellen Sie sich beim Ausatmen bei jeder Übung positive Gefühle vor und Sie werden Ihr Lebensgefühl heben, Ihre Zufriedenheit vor allem mit sich selbst steigern, Ihr Gewicht regulieren können, im Beruf und in der Partnerschaft erfolgreich sein und insgesamt Ihr Leben besser meistern können. Da Sie im Waving bereits fortgeschritten sind, können Sie gut visualisieren und die Kombination mit Laufen, Üben und Atmen wird Ihnen leichtfallen.

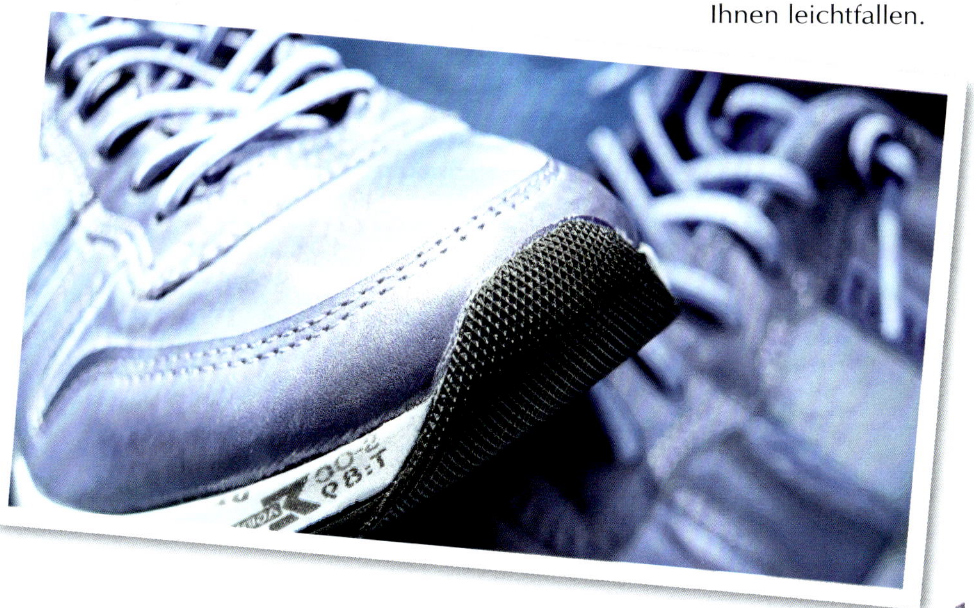

Waving beim Radfahren

Radfahren ist ein sehr schonendes, aber effektives Training für den ganzen Körper und kann jedem von der Kindheit bis ins Greisenalter empfohlen werden.

Waving beim Radfahren erfüllt für Sie vielfältige Aufgaben. Sie können einfach nur trainieren und mit Hilfe von Atmung und Psyche einen hohen Level an körperlichem und geistigem Profit erreichen. Sie können damit aber auch wirksam Schmerzen bekämpfen, die Sie seit langem plagen. Waving ist Schmerztherapie ohne Medikamente und ohne Nebenwirkungen, aber trotzdem sehr effektiv. Mit dem Waven beim Radfahren können Sie aber nicht nur Ihre „alten" Schmerzen bekämpfen, sondern auch solche, die sich während einer langen Radtour erst einstellen. Jeder Radfahrer kennt das: Irgendwann beginnt der Rücken zu schmerzen, das Gesäß tut ohnehin schon nach wenigen Kilometern auf dem Sattel (egal welchem) weh. Alle diese Wehwehchen können Sie einfach wegwaven. Auch beim Radfahren gilt: Waven ist die Kombination der 3 Säulen Üben und Bewegen, Atmen und Visualisieren. Nur alle 3 gemeinsam werden Ihnen den gewünschten maximalen Erfolg bringen.

Bitte beachten Sie dringend die Sicherheitsregeln für Waving am Fahrrad:

1. Am besten waven Sie am Heimtrainer oder am Ergometer.
2. Wenn Sie beim Outdoor-Radfahren waven wollen, bleiben Sie bitte auf dem Fahrradweg. Waven Sie niemals auf der Straße.
3. Waven Sie nur, wenn ausreichend Platz am Fahrradweg ist und wenn Sie weder sich noch andere gefährden.
4. Waven Sie besonders vorsichtig, wenn Ihre Füße durch Klickpedale fixiert sind, und tragen Sie stets den Fahrradhelm.
5. Wenden Sie den Blick niemals von der Fahrtrichtung ab!

Die Wirbelsäulenübungen eignen sich sehr gut für das Fahrrad. Wenn Sie längere Radtouren unternehmen – und besonders wenn Sie ein Rennrad mit seinem besonderen Sattel und seiner besonderen Sitzposition fahren –, wird es Ihr Rücken danken, wenn Sie öfter eine Pause einlegen und nicht nur ausreichend trinken, sondern im Stehen oder Sitzen einige Waving-Übungen für die Wirbelsäule machen (siehe Seite 67 ff.).

Während der Fahrt können Sie Ihren müden oder schmerzenden Rücken ebenfalls durch Waving-Übungen lockern und entspannen, vorausgesetzt, Sie beachten die oben beschriebenen Sicherheitshinweise.

Die Hals-, Brust- und Lendenwirbelsäulenübungen (siehe Seiten 67 bis 90) können Sie auch während der Fahrt anwenden. Bitte wenden Sie den Blick niemals von der Fahrtrichtung ab!

Es sind nahezu alle der beim Waving im Sitzen beschriebenen Übungen auch auf dem Rad möglich, sowohl die Übungen für die Wirbelsäule als auch viele der Übungen für die Gelenke.

Insgesamt 6 Spezialübungen bieten sich besonders für das Radfahren an:

Schultern hoch und tief

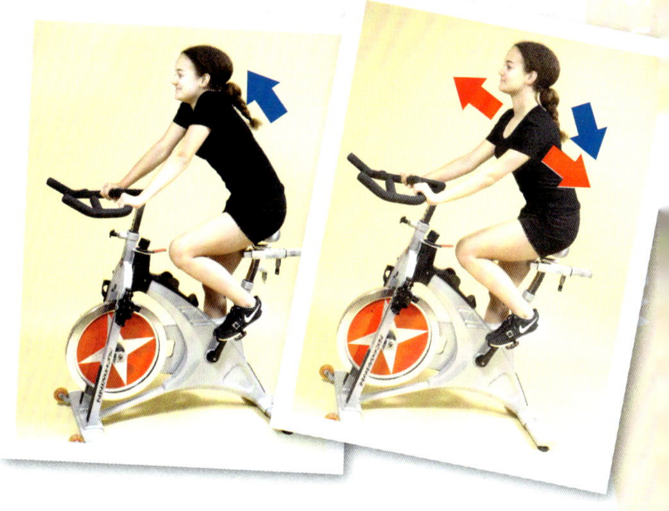

Atmen Sie in den Bauchraum tief ein und treten Sie dabei – je nach Ihrem Tempo – 3-, 4- oder 5-mal. Ziehen Sie dabei beide Schultern so hoch, wie Sie es zusammenbringen.

Atmen Sie nun für weitere 3, 4 oder 5 Tritte tief aus und ziehen Sie dabei Ihre Schultern so tief hinunter wie nur möglich.

Visualisieren Sie dabei Ihre Schulter-Hals-Partie und sehen Sie, wie sie locker und geschmeidig wird. Fühlen Sie, wie sich Ihre Schultern und die Halswirbelsäule entspannen und wie gut sie nun funktionieren. Muskelverspannungen werden nun verschwinden. Vertreiben Sie eventuelle Schmerzen seitlich aus den Schultern heraus.

Rundrücken

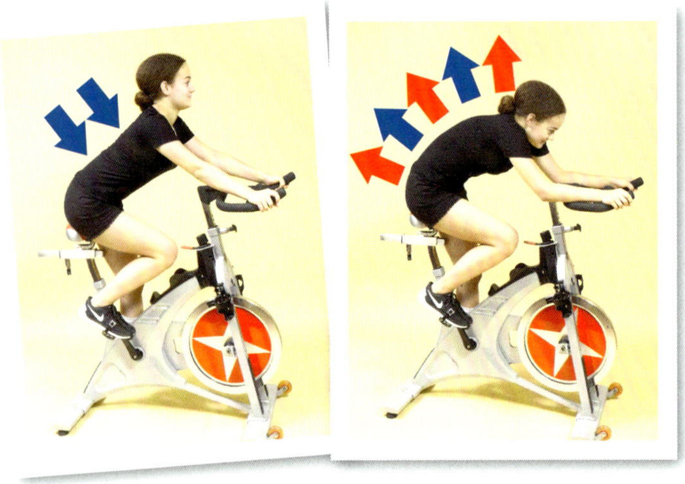

Atmen Sie während 3 bis 5 Pedaltritten ein und machen Sie dabei einen geraden oder sogar leicht hohlen Rücken. Ausatmen und während weiterer 3 bis 5 Pedaltritte drücken Sie Ihren Rücken ganz rund nach hinten. Spüren Sie dabei, wie die Wirbel mobilisiert werden und wie sich Ihre Rückenmuskulatur entspannt. Sie können dabei einzelne Rückenpartien besonders beachten und auf dem „Wirbelsäulenklavier" richtig spielen (Seiten 67 ff.).

Drücken Sie etwaige Schmerzen dabei nach hinten aus dem Rücken heraus. Diese Übung eignet sich besonders für Rennrad- und Triathlonradfahrer aufgrund ihrer sehr sportlichen und gebückten Haltung.

Seitlich aus dem Sattel

Atmen Sie ein, machen wieder 3, 4 oder 5 Pedaltritte. Setzen Sie sich dabei nicht mittig auf den Sattel, sondern mit dem Gesäß nach rechts (sodass Sie eigentlich auf dem linken Oberschenkel sitzen).

Atmen Sie während der nächsten 3, 4 oder 5 Tritte aus und rutschen Sie dabei nach links, sodass Sie fast nur auf dem rechten Oberschenkel sitzen.

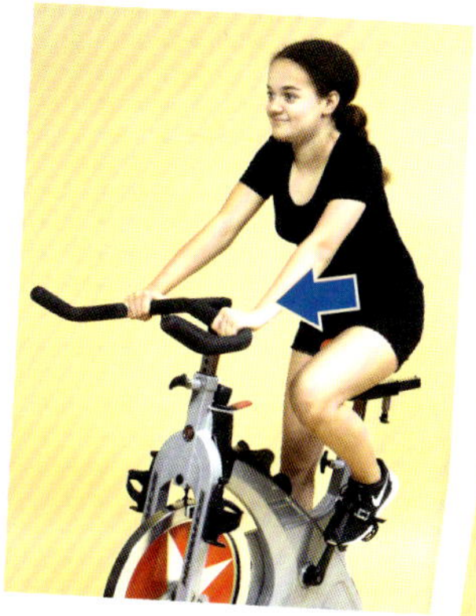

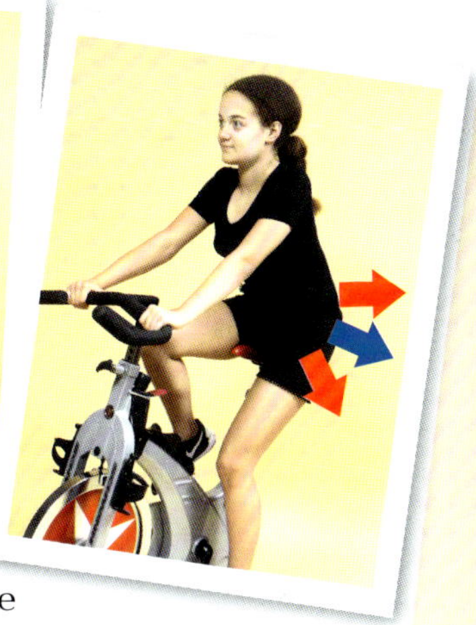

Dabei visualisieren Sie Ihr Gesäß, das vielleicht vom langen Fahren schmerzt. Vertreiben Sie diese Schmerzen nach unten in den Sattel. Weg mit ihnen! Die nächsten Kilometer werden nach ein paar solcher Übungen wieder zum Vergnügen.

Fahren Sie eine Minute normal und beginnen Sie die Übung dann wieder mit dem Einatmen und setzen Sie sich diesmal aber zuerst auf die linke Seite und vertreiben dann die Schmerzen aus der rechten Seite.

Stehen und dehnen

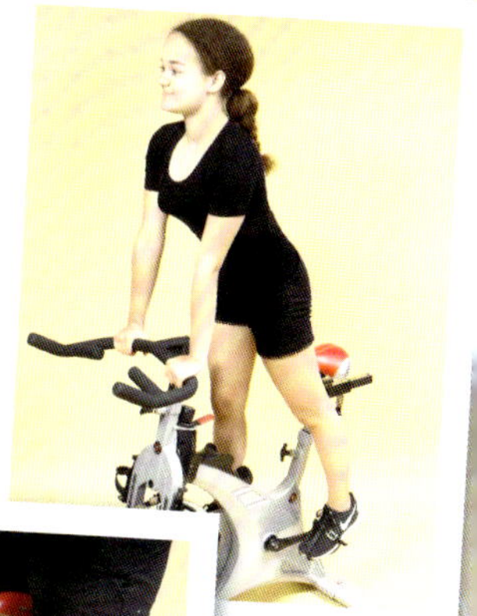

Atmen Sie ein und treten Sie dabei stehend 3-, 4- oder 5-mal in die Pedale, je nach Ihrem Tempo.

Beim Ausatmen strecken und dehnen Sie Ihr linkes Bein, indem Sie sich richtig in die Pedale hineinhängen. Klickpedale erleichtern Ihnen diese Übung und ermöglichen, dass Ihre Fersen beim Dehnen nicht aus den Pedalen rutschen.

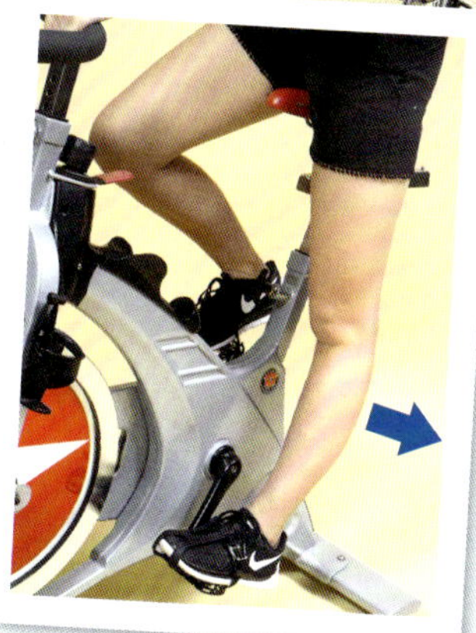

Treten Sie jetzt für ca. 4 Sekunden nicht in die Pedale und visualisieren Sie die Dehnung Ihrer Bein- und Fußmuskulatur. Spüren Sie, wie die Muskeln des linken Beines lang, geschmeidig und gelöst werden. Eine etwaige Krampfneigung wird wirkungsvoll bekämpft. Diese Übung wird Ihre Tour deutlich verlängern und Ihren Spaß beim Heimtraining oder bei der Radtour steigern. Danach machen Sie die Übung für das rechte Bein.

Bein nach außen

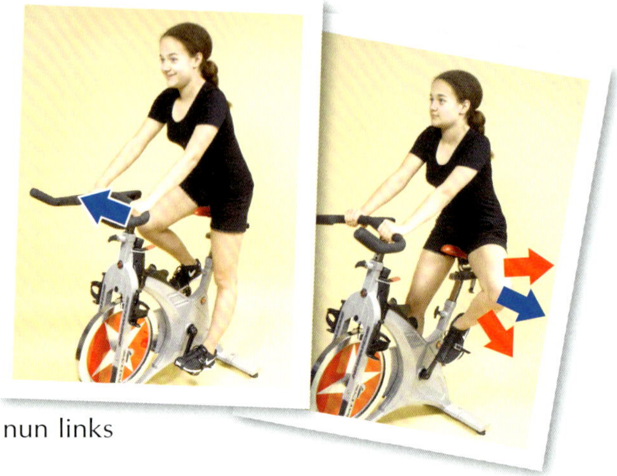

Atmen Sie ein und treten Sie dabei 3-, 4- oder 5-mal in die Pedale, je nach Ihrem Tempo, wobei Sie das rechte Knie möglichst weit nach außen drücken. Machen Sie ein richtiges O-Bein beim Treten.

Beim Ausatmen trainieren Sie Ihr linkes Bein, indem Sie nun links das O-Bein machen.

Visualisieren Sie beim Ausatmen nun die linke Hüfte und das linke Knie. Spüren Sie, wie Ihre Gelenke durchblutet werden und wie Ihre Funktion zunimmt. Bei Schmerzen vertreiben Sie sie nach außen aus Hüfte und Knie. Fahren Sie nun eine Minute normal und beginnen Sie dann diese Übung von Neuem, indem Sie diesmal mit dem linken Bein beginnen und dann Schmerzen aus dem rechten Bein hinausdrücken oder durch Visualisieren die Funktion Ihrer Gelenke und Muskeln verbessern.

Groß und klein machen

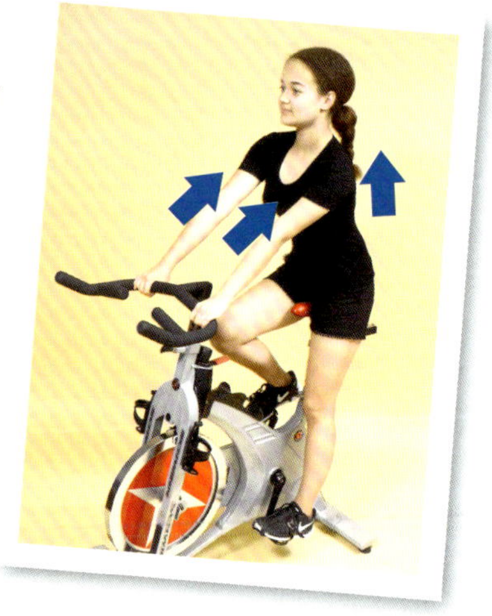

Atmen Sie ein und treten Sie dabei 3-, 4- oder 5-mal in die Pedale, je nach Ihrem Tempo, und machen Sie sich dabei so groß wie möglich. Strecken Sie die Arme und Hände voll durch, richten Sie sich auf und machen Sie den Rücken groß.

Beim Ausatmen treten Sie wieder 3-, 4- oder 5-mal und sinken Sie richtig ein, machen Sie sich so klein wie möglich. Der Rücken legt sich flach auf das Rad, der Kopf ist fast beim Lenker. Nehmen Sie allen Tonus aus Ihrem Körper und entspannen Sie tief.

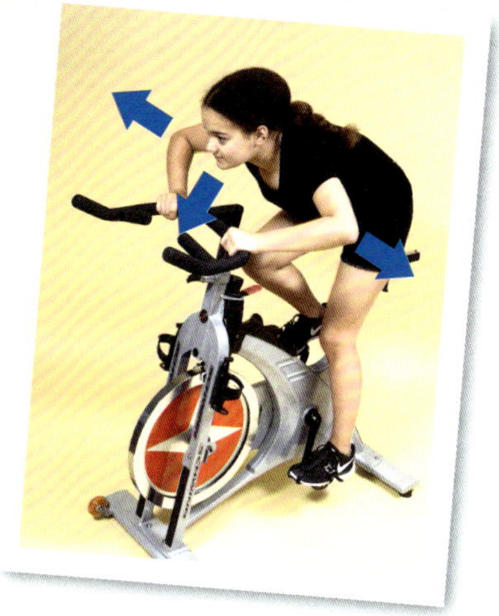

Visualisieren Sie beim Ausatmen jetzt nur noch positive Gefühle, Glück, Gesundheit, Harmonie und Erfolg. Üben Sie das, so häufig es nur geht. Sie werden bemerken, dass Sie sich auch ohne verbotene Hilfsmittel in ein Glücksgefühl und fast in einen rauschartigen Zustand bringen können.

Waving im Schwimmbad und unter der Dusche

Wasser ist ein wunderbares Element, um unsere Bemühungen nach Muskel- und Seelenentspannung zu unterstützen. Eine heiße Dusche oder kurzes Schwimmen in einem wohltemperierten Bad können bereits ohne zusätzliche Übungen und ohne Anwendung von psychosomatisch wirksamen Techniken für Wohlbefinden sorgen und sogar manche Rücken- und Gelenkschmerzen vertreiben.

Erst recht willkommen ist uns diese Unterstützung beim Waven. Der menschliche Körper hat etwa die gleiche Dichte wie Wasser und fühlt sich an der Wasseroberfläche fast schwerelos an. Genau das können wir für unsere Rücken- und Gelenkübungen nutzen und werden davon doppelt profitieren. Wenn Sie im Wasser auf dem Rücken liegen oder langsam schwimmen, können Sie die meisten der für die Wirbelsäule und Gelenke beschriebenen Übungen durchführen. Natürlich ist es auch besonders hilfreich, unter der heißen Dusche zu waven, denn warmes Wasser entspannt die Muskeln, lockert die Gelenke und streichelt die Seele.

Bitte vergessen Sie nicht, dass Schwimmen zwar auch ein sehr gutes Training ist, Waving im Wasser aber eben mehr als eine reine Schwimmstunde ist und neben einer guten Atmung in und aus dem Bauchraum, die etwa 4 Sekunden für das Ein- und weitere 4 Sekunden für das Ausatmen benötigt, auch Visualisieren bedeutet. Nachdem Sie aber bereits die einfachen Übungen im Sitzen, Liegen und Stehen beherrschen, stellen das Atmen und Visualisieren keine Schwierigkeit mehr dar. Sie können daher mit großer Freude und Erwartung an die nächste Stufe herangehen und mit dem Waving im Schwimmbad oder unter der Dusche beginnen. Natürlich ist Waving unter der Dusche einfacher als beim Schwimmen, aber mit etwas Übung werden Sie auch beim Schwimmen ein harmonisches Atmen und positives oder den Schmerz vertreibendes Visualisieren erlernen und es nicht mehr missen wollen. Positives Lebensgefühl, Wohlbefinden in Geist und Körper, privater und beruflicher Erfolg und nicht zuletzt eine stabilere Gesundheit lassen sich damit relativ leicht erreichen.

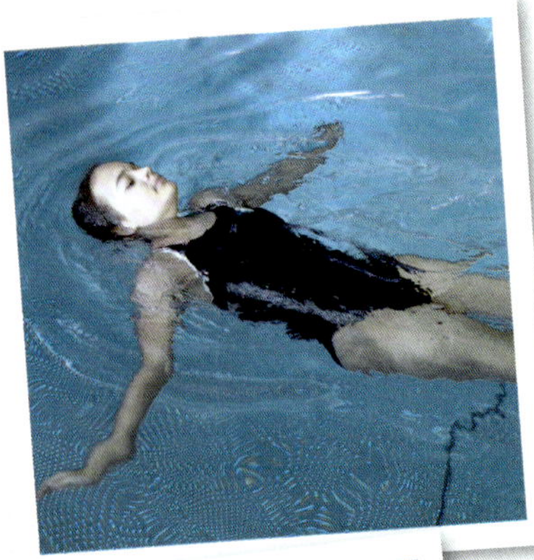

Die Wassertemperatur im Schwimmbecken sollte sich für Sie angenehm anfühlen, zudem sollte das Becken im Übungsbereich eine Tiefe von 130 bis 140 cm nicht übersteigen, damit Sie einerseits ohne Anstrengung Übungen im Stehen absolvieren und andererseits beim Schwimmen jederzeit abbrechen und stehen können, was Ihre Sicherheit erhöht.

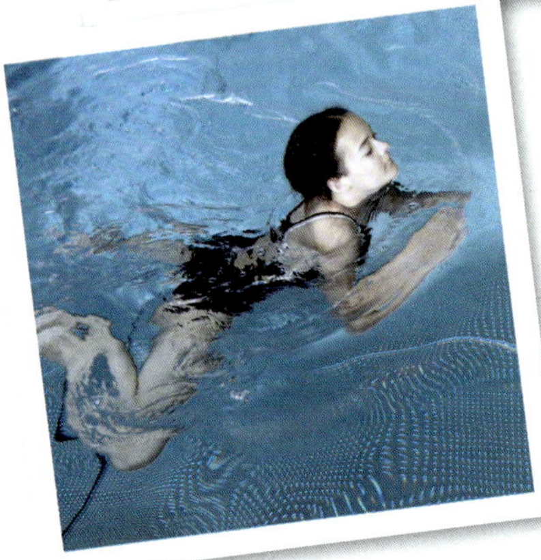

Bitte passen Sie beim Schwimmen Ihre Tempi dem Atemrhythmus an, also machen sie 1 oder 2 oder 3 Tempi, während Sie tief in den Bauchraum einatmen, und ebenso viele Tempi beim tiefen Ausatmen. Erst wenn Sie in einem stabilen Rhythmus schwimmen, beginnen Sie mit dem Waving, also z.B. mit den Übungen für die Halswirbelsäule. Wenn das nach kurzer Zeit gut klappt, können Sie weitere Übungen für die BWS und LWS und die anderen Gelenkübungen anschließen.

Bitte vergessen Sie nicht, etwaige Schmerzen mit maximaler Willenskraft aus dem Körper zu vertreiben.

Wenn – glücklicherweise – keine Schmerzen vorhanden sind, spüren Sie beim Ausatmen die großartige Funktion Ihrer einzelnen Muskel- und Gelenkpartien, atmen Sie richtiggehend in Ihre Wirbelsäule, in Ihre Gelenke und in Ihre Muskeln hinein und genießen Sie die Bewegung. Fühlen Sie Ihre wachsende Stärke und wachsen Sie über sich hinaus.

Plötzlich werden Sie merken, dass Sie im Alltag bei Ihren Mitmenschen besser ankommen, denn freundlichen und ausgeglichenen Menschen begegnet die Umwelt auch freundlicher, und Sie werden Ihr Leben nun einfacher und erfolgreicher meistern und viel mehr genießen können. Leben Sie bewusst und genießen Sie Ihre Zeit, und Ihre körperliche Erscheinung wird das nach außen signalisieren können. Der Erfolg wird sich auf allen Ebenen einstellen.

Beispiele für Waving im Wasser

Schnelles Gehen mit Knie hoch: Machen Sie 3 bis 4 Schritte im Wasser während Sie einatmen, beim tiefen Ausatmen machen sie 3 bis 4 weitere Schritte und visualisieren dabei intensiv.

Brustschwimmen bietet sich besonders für die HWS-Übungen und für Waving mit den Beinen an.

Für das Waving für die Wirbelsäulenabschnitte BWS und LWS schwimmen Sie am besten in der Rückenlage.

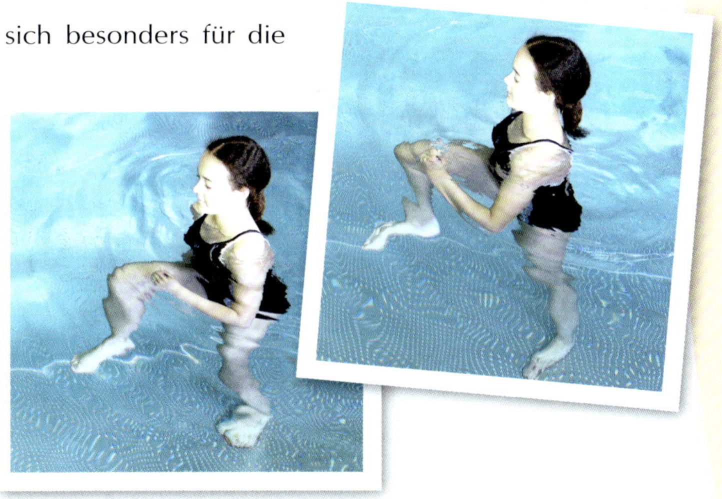

Beispiele für Waving stehend im Schwimmbad und in der Dusche.

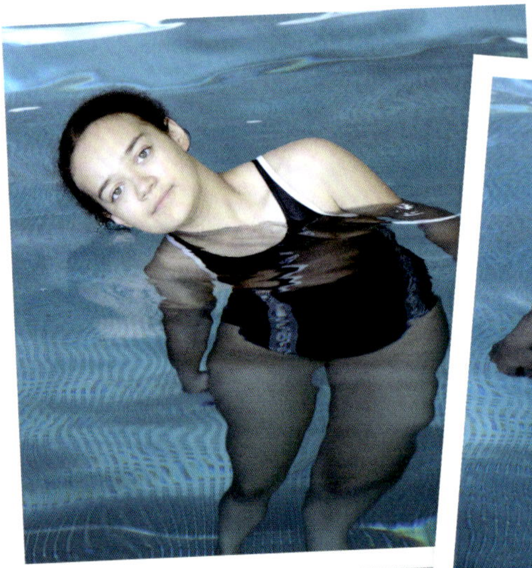

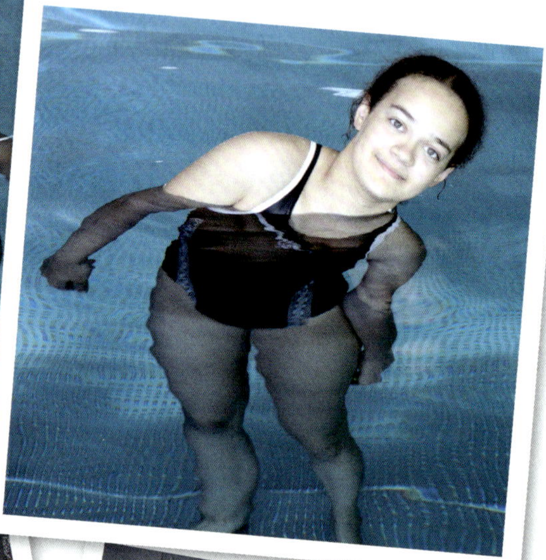

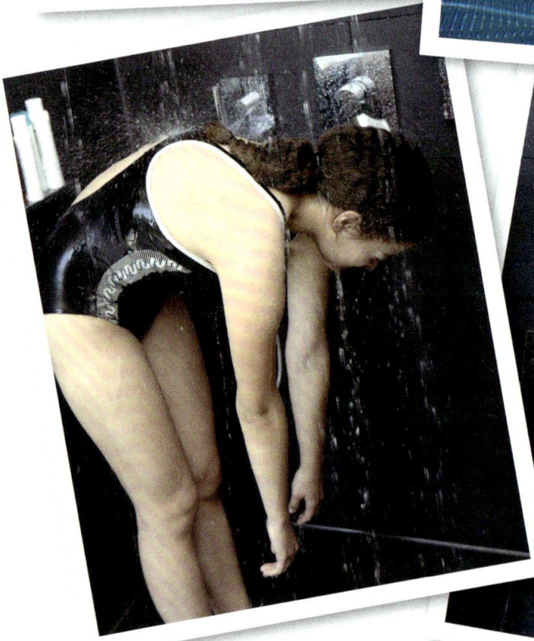

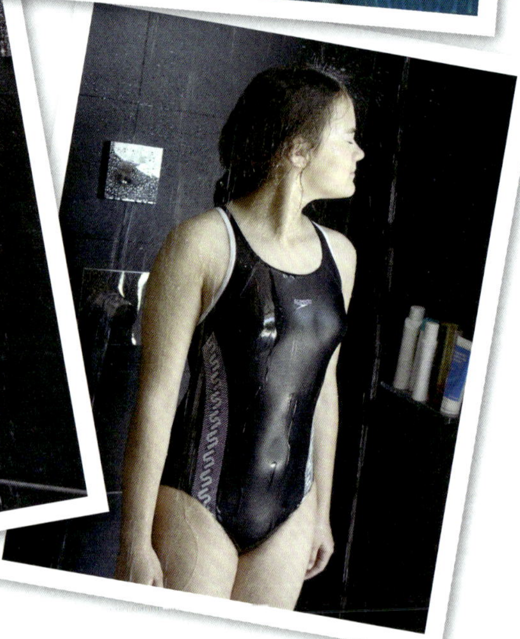

Waving-Übungsfolgen bei bestimmten Schmerzzuständen – erweiterte Bewegungskette

Bei schmerzenden Gelenken oder Wirbelsäulenabschnitten machen Sie bitte Waving-Übungen für die betroffene Region. Am besten mindestens 3 Übungsgänge pro Tag. Pro Übungsgang 2 Zyklen für die schmerzende Region, bei Übungen, die auf einer Seite beginnen, auch mit der anderen Seite beginnen und bei mittigen Übungen einfach 2-mal hintereinander üben. Dann führen Sie noch Übungen für die angrenzenden Gelenke und entsprechenden Wirbelsäulenabschnitte durch – ebenfalls je 2-mal. Spielen Sie auf dem Wirbelsäulenklavier.

Beispiele:

1. Bei HWS-Schmerzen: Absolvieren Sie alle 5 HWS-Übungen (siehe Seite 67 ff.). Dann schließen Sie noch Übungen für die Schultern an (siehe Seite 114 f.) und – da die Wirbelsäule ein zusammenhängendes Organ ist – auch noch die BWS (siehe Seite 75 ff.) und LWS (siehe Seite 83 ff).

2. Bei LWS-Schmerzen: Absolvieren Sie alle LWS-Übungen (siehe Seite 83 ff.). Dazu noch die BWS (siehe Seite 75 ff.) und HWS (siehe Seite 67 ff.), da alle Wirbelsäulenabschnitte als ein „Organ" zusammenhängen. Zur Bewegungskette gehört aber auch die Hüfte (siehe Seite 91 ff.) dazu.

3. Schmerzen im Knie: Bitte absolvieren Sie die Knieübungen (siehe Seite 95 ff.) je 2-mal. Dazu noch die erweiterte Bewegungskette: Waven Sie noch das obere Sprunggelenk (siehe Seite 103 f.), das untere Sprunggelenk (siehe Seite 104 f.) und den Fuß (siehe Seite 106 ff.). Nach oben hin noch die Hüfte (siehe Seite 91 ff.) und die LWS (siehe Seite 83 ff.).

Waving als Erhaltungstraining nach überstandenen Schmerzen — reduzierte Bewegungskette

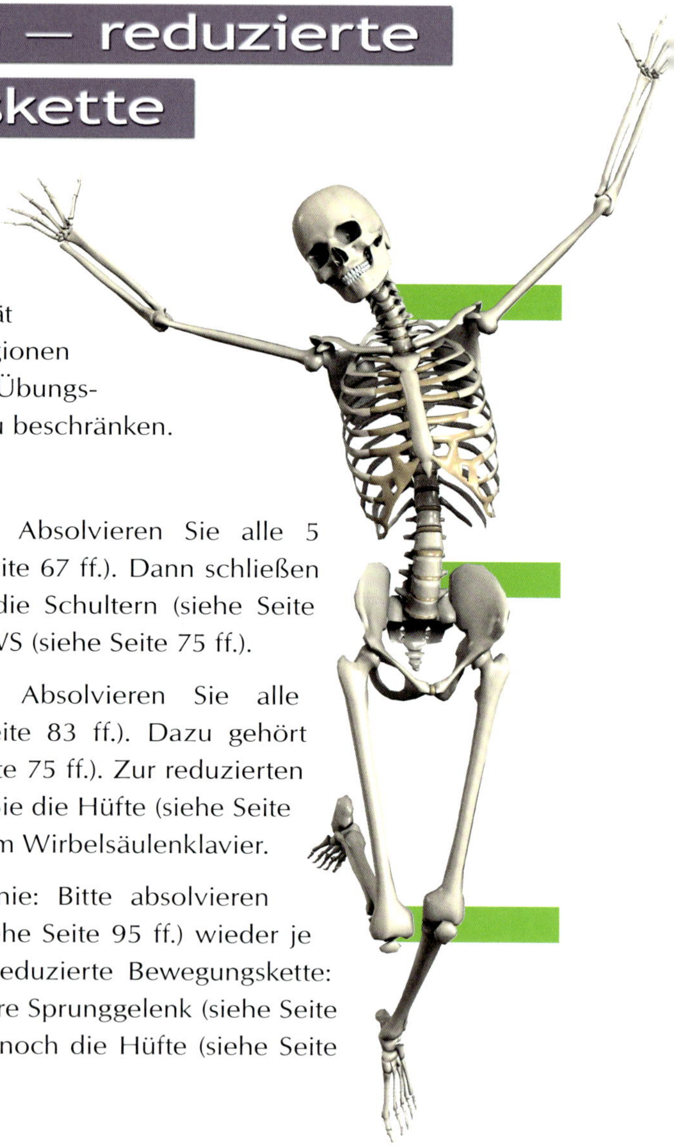

Wenn die Schmerzen überstanden sind, können Sie sowohl die Intensität reduzieren als auch die Regionen verkleinern. Es genügt, die Übungszyklen auf 2-mal pro Tag zu beschränken.

Beispiele

1. Nach HWS-Schmerzen: Absolvieren Sie alle 5 HWS-Übungen (siehe Seite 67 ff.). Dann schließen Sie noch Übungen für die Schultern (siehe Seite 114 ff.) an und für die BWS (siehe Seite 75 ff.).
2. Nach LWS-Schmerzen: Absolvieren Sie alle LWS-Übungen (siehe Seite 83 ff.). Dazu gehört noch die BWS (siehe Seite 75 ff.). Zur reduzierten Bewegungskette waven Sie die Hüfte (siehe Seite 91 ff.). Spielen Sie auf dem Wirbelsäulenklavier.
3. Nach Schmerzen im Knie: Bitte absolvieren Sie die Knieübungen (siehe Seite 95 ff.) wieder je 2-mal. Dazu noch die reduzierte Bewegungskette: Waven Sie noch das obere Sprunggelenk (siehe Seite 103 ff.). Nach oben hin noch die Hüfte (siehe Seite 91 ff.).

Waving als Training für Gesunde

Waving eignet sich auch hervorragend als Training für Menschen, die nach einem Übungssystem suchen, das ihnen hilft, ihre Gelenke geschmeidig und beweglich zu machen und ihre Muskulatur kräftig und gedehnt zu trainieren und auch zu erhalten. Hier stelle ich Ihnen ein Wochenprogramm als Anregung für ein effizientes Waving für Gesunde zusammen. Selbstverständlich bleibt es Ihnen überlassen, das Programm zu modifizieren und nach Ihren Vorlieben und Wünschen zu verändern.

Sie brauchen nicht mehr als 20 Minuten pro Tag und können an 2 Abenden zusätzlich ein abwechslungsreiches Sport-Waving-Programm mit Radfahren, Nordic Walking oder Joggen für 30 bis 60 Minuten absolvieren.

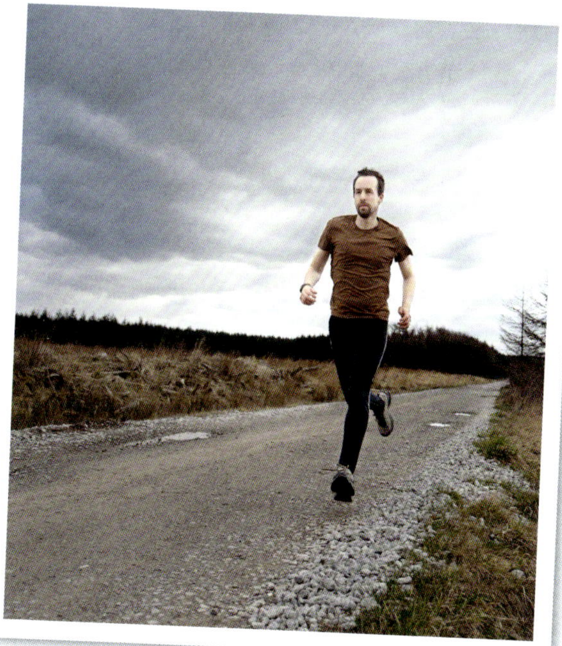

Beginnen Sie das Programm bereits morgens im Liegen mit Waving an der Wirbelsäule. Dann stehen Sie in guter Stimmung auf, sind bereits bestens mit Sauerstoff versorgt und Gelenke und Rückenmuskulatur sind bereits gut konditioniert. Die ausstehenden Waving-Übungen für die Gelenke können Sie dann sitzend entweder am Weg in die Arbeit oder in Arbeitspausen absolvieren.

Tag	Übung
Montag	HWS, Hüfte und Schulter
Dienstag	BWS, Knie und Ellbogen, abends 30 bis 60 Minuten Radfahren mit Waving
Mittwoch	LWS, Fuß und Hand
Donnerstag	HWS, Hüfte und Schulter
Freitag	BWS, Knie und Ellbogen, abends 30 bis 60 Minuten Nordic Walking mit Waving
Samstag	LWS, Fuß und Hand
Sonntag	Pause, Erholung, Muskeldehnungsübungen

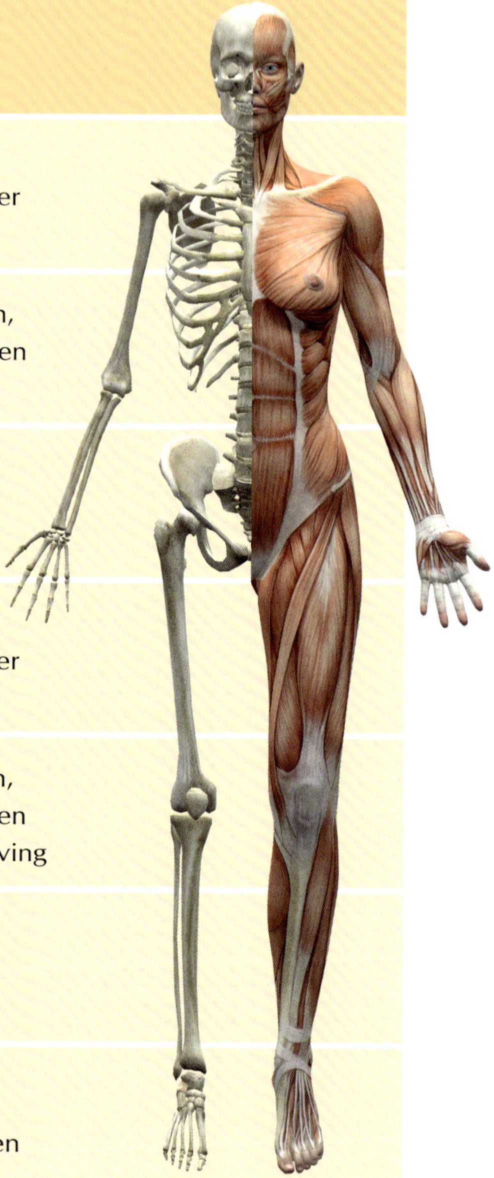

Tipps zu Waving bei anderen Schmerzen oder Beschwerden

Waving hilft Ihnen über Schmerzen aller Art hinweg, ohne dass Sie gleich starke Schmerzmittel nehmen müssen. Sie können jede Art von Schmerzen mit der Kraft Ihrer Psyche bekämpfen, indem Sie visualisieren. Sie vertreiben aktiv mit der Kraft der Vorstellung Schmerzen aus Ihrem Körper. Mit einiger Übung wird Ihnen das immer besser gelingen. Sie unterstützen das Visualisieren mit Atemtechnik und rhythmischen Bewegungen. Hier einige Anregungen zum Bekämpfen von unterschiedlichen Schmerzen.

Zahnschmerzen

Zahnschmerzen können sehr quälend sein. Sie sollten damit rasch zum Zahnarzt. Bis Sie aber einen Termin zur Behandlung bekommen, können Ihnen Tage, Stunden und sogar Minuten wie Ewigkeiten vorkommen. Konzentrieren Sie Ihre Gedanken auf diesen Schmerz – das wird Ihnen nicht schwer fallen. Jetzt wenden Sie Ihre Waving-Kenntnisse zur Schmerzbekämpfung an. Atmen Sie für 3 bis 4 Sekunden ein und ziehen Sie Ihre eingehakten Finger fest auseinander, atmen Sie aus und pressen Sie Ihre geballten Fäuste fest gegeneinan-

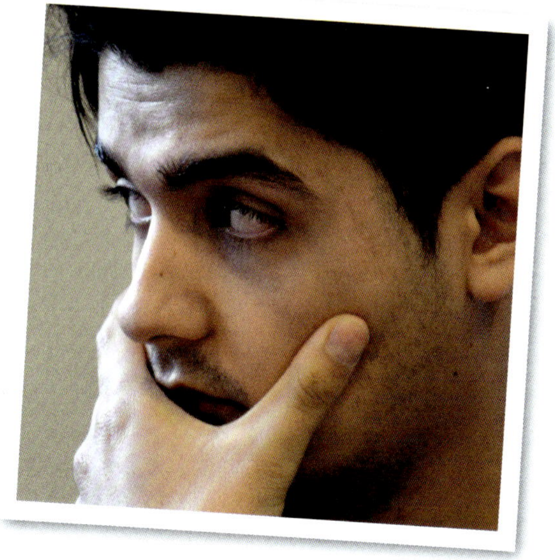

der. Dabei treiben Sie mit großer Entschlossenheit und sogar mit Wut den Schmerz aus dem Kiefer durch die Wange nach außen. Sie werden bemerken, dass sich die Zahnschmerzen nach und nach deutlich reduzieren. Wiederholen Sie die Übung mehrere Male.

Beim Zahnarzt während der Behandlung

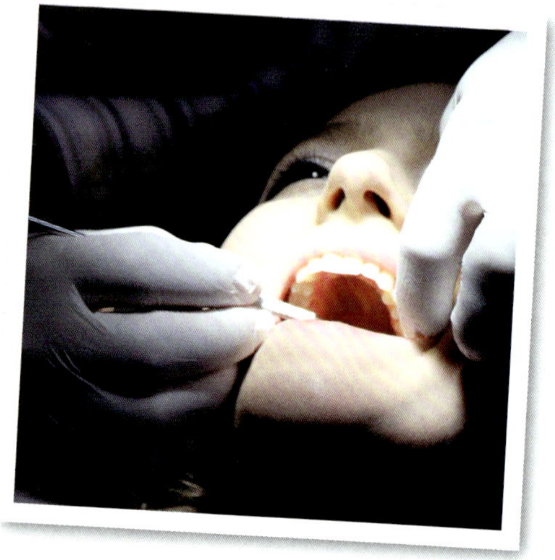

Die meisten Menschen empfinden eine Zahnbehandlung zumindest als unangenehm, sehr viele leiden gar schon beim Gedanken an den Zahnarzt. Viele Zahnpatienten haben während der Behandlung allein schon durch die Geräte, die sich im Mund befinden und erst recht durch die notwendige Behandlung Zustände, die von Missempfindungen bis zu massiven Schmerzen reichen. Sie können die unangenehmen Gefühle und natürlich auch die Schmerzen durch die oben angeführte Waving-Technik wirkungsvoll bekämpfen. Vielleicht ist es besser, die Übungen quasi verdeckt zu machen, um den Zahnarzt nicht bei der Arbeit zu stören: Waven Sie einfach mit den Füßen und mit den Zehen in Ihren Schuhen. Alternativ fragen Sie den Zahnarzt, ob Sie auch mit den Händen waven können. Falls er dadurch nicht gestört wird, kommt die Übung „Finger“ zur Anwendung (siehe Seite 122).

Bei Kopfschmerzen

Kopfschmerzen können die unterschiedlichsten Ursachen haben. Dauern sie länger an, müssen sie unbedingt vom Arzt abgeklärt werden. In jedem

Fall können Sie Kopfschmerzen mit Waving bekämpfen: Führen Sie die oben angeführten Waving-Übungen für die HWS (siehe Seite 67 ff.) durch und leiten Sie die Schmerzen aus dem Kopf nach außen aus. Mit ein bisschen Übung und nach mehreren Wiederholungen werden Sie bemerken, dass Ihre Kopfschmerzen langsam verschwinden.

Bei Bauchschmerzen

Bei Bauchschmerzen können Sie Übungen der Brust- und Lendenwirbelsäule (siehe Seite 75 ff.) sowie der Hüfte (siehe Seite 91 ff.) anwenden. Die Visualisierung bezieht sich auf das Vertreiben des Schmerzes durch die Bauchwand nach außen. Selbstverständlich müssen auch länger anhaltende Bauchschmerzen vom Arzt untersucht werden.

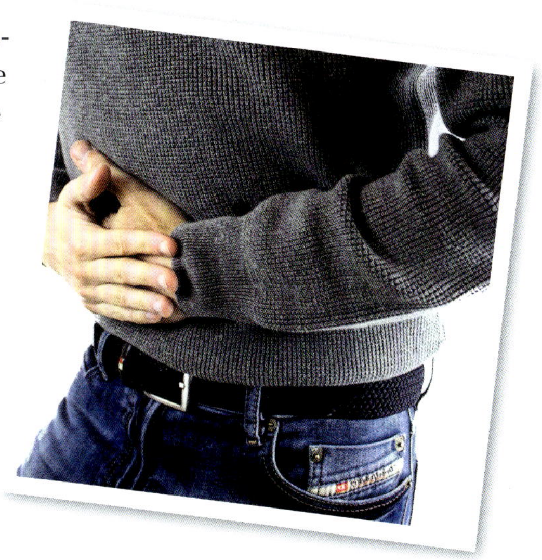

Beckenbodentraining

Im Alter oder nach urologischen und gynäkologischen Operationen werden Patienten oft inkontinent. Dies wird mit Training des Beckenbodens bekämpft. Sie können die Effizienz des Beckenbodentrainings erhöhen, indem Sie die Atemtechnik und das Visualisieren einsetzen. Atmen Sie für 3 Sekunden ein, beim Ausatmen spannen Sie den Beckenboden an und denken gleichzeitig daran, wie gut Ihre Organe funktionieren und wie trocken Sie werden. Bei dieser Übung können Sie das Ausatmen und Anspannen schrittweise verlängern und ausdehnen, so dass Sie später bis zu 10 Sekunden lang anspannen. Das gleichzeitige positive Visualisieren beim Ausatmen und Anspannen hilft Ihnen, Ihre Ziele schneller und besser zu erreichen.

Tipps zur Entlastung und zum schonenden Gebrauch von Wirbelsäule und Gelenken

Richtiges Schlafen

Die Matratze sollte eher hart sein, damit die Wirbelsäule nicht zu sehr einsinkt, sondern flächige Unterstützung hat, und Sie sollten nicht mehr als ein nicht allzu hohes Kissen verwenden (Ausnahme: Patienten mit Asthma oder größeren Herzproblemen). Dadurch wird auch die Halswirbelsäule in ihren natürlichen Krümmungen unterstützt und nimmt keine Zwangshaltung ein. Schlafen Sie am besten in Rücken- oder Seitenlage und nicht am Bauch mit verdrehtem Kopf, da es sonst zu einer massiven Belastung der Halswirbelsäule kommt. Wenn Sie unbedingt auf dem Bauch schlafen wollen (oder müssen), dann schoppen Sie sich Ihr Kissen, sodass es etwas höher wird und Sie den Kopf auf die Kissenkante legen können. Der Kopf liegt dann fast gerade und muss nicht ausgedreht werden.

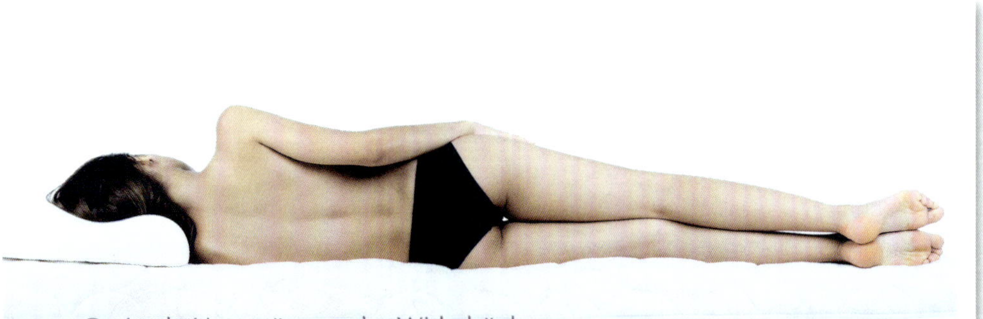

Optimale Unterstützung der Wirbelsäule

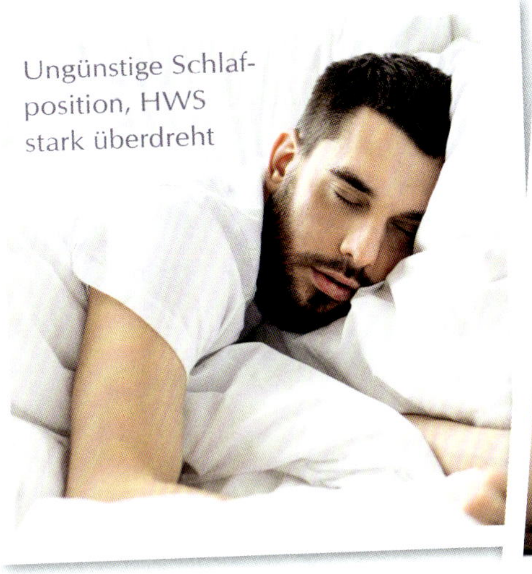

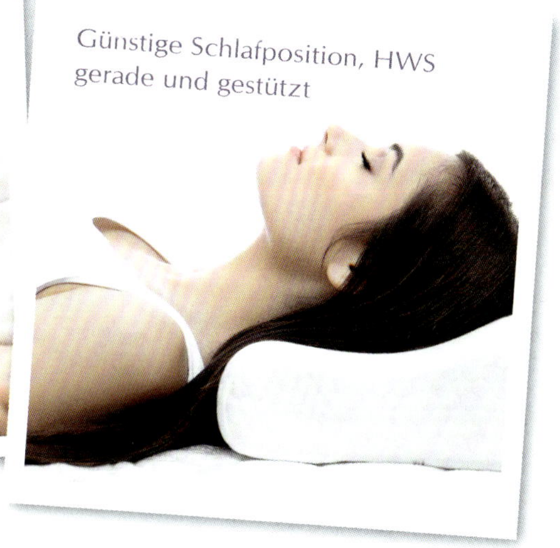

Richtiges Sitzen

Langes Sitzen ist schädlich. Langes angespanntes Sitzen, weil man sich auf eine Arbeit besonders konzentrieren muss oder weil die Besprechung gerade mit besonders viel Stress verbunden ist, ist natürlich umso schädlicher, weil sich die Nacken- und Rückenmuskulatur zunächst verspannt und bei längerer Überlastung verkürzt.

In manchen Berufen muss man eben viel oder sogar ausschließlich sitzen und dann ist richtiges Sitzen besonders wichtig.

Als erstes benötigen Sie einen ergonomischen Arbeitsplatz und einen ergonomischen Sessel. Die Lehne muss eine Lordosestütze aufweisen und sowohl die Lehne als auch die Höhe und Neigung der Sitzfläche müssen verstellbar sein. Richtiges Sitzen ist nicht schwer, es gilt die 90° Regel: Die Knie, Sprunggelenke, Hüften und Ellbogen sollten etwa 90° gebeugt sein und der Rücken lehnt sich vollflächig an. Der Bildschirm steht so, dass er ohne Kopf- oder Rumpfdrehung eingesehen werden kann. Die Position des Monitors ist knapp unter der Augenhöhe am wenigsten anstrengend.

Trotzdem: Langes (sogar richtiges) Sitzen ist wirbelsäulenschädlich, stehen Sie daher immer wieder auf, gehen Sie herum und machen (noch besser) ein paar Übungen. Am besten wäre es, nach 55 Minuten Arbeit 5 Minuten Gymnastik zu machen.

Die richtige Sitzhaltung

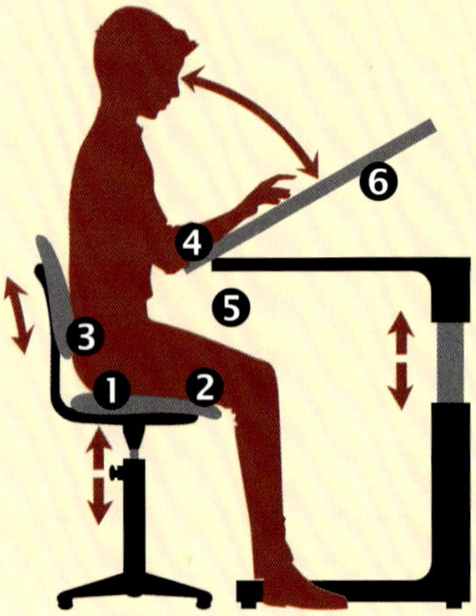

Optimale Abstimmung von Pult und Stuhl

1. **Sitzhöhe:** Beide Füße berühren vollständig den Boden, die Kniegelenke sind in einem Winkel von 90 Grad gebeugt.
2. **Sitzfläche:** Die Rückseite des Unterschenkels berührt den Sitz nicht.
3. **Lehnenhöhe:** Der Rücken ist am Beckenrand abgestützt und soll nicht federn.
4. **Pulthöhe:** Die Ellbogenspitze befindet sich leicht unter der Tischplatte.
5. **Pultunterkonstruktion:** Zwischen Oberschenkel und Pultunterbau gibt es ausreichend Spielraum.
6. **Tischplattenneigung:** Der Schrägstellungswinkel soll mindestens 16 Grad betragen.

Stehen und Gehen

Stehen Sie so wenig wie möglich unbeweglich auf einer Stelle. Machen Sie sich sowohl beim Gehen als auch beim Stehen groß, strecken Sie sich. Die Schultern werden leicht nach hinten unten gezogen. Hüft- und Kniegelenke sind beim Stehen fast gestreckt, die Füße stehen vollflächig und hüftbreit.

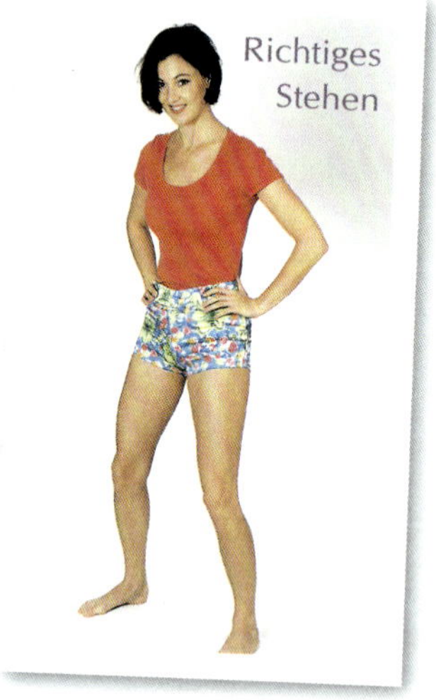
Richtiges Stehen

Richtiges Heben und Tragen

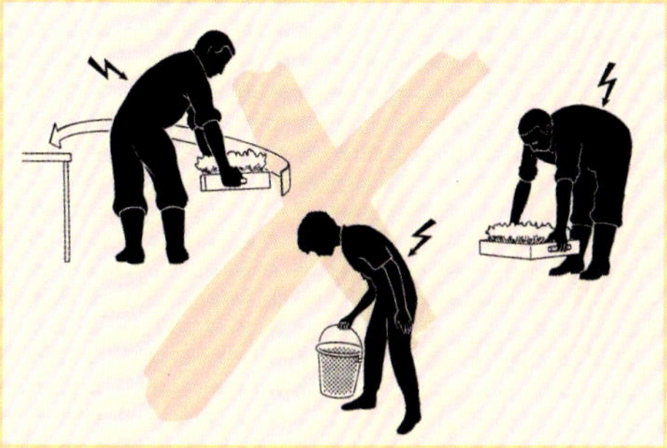

Nicht so!

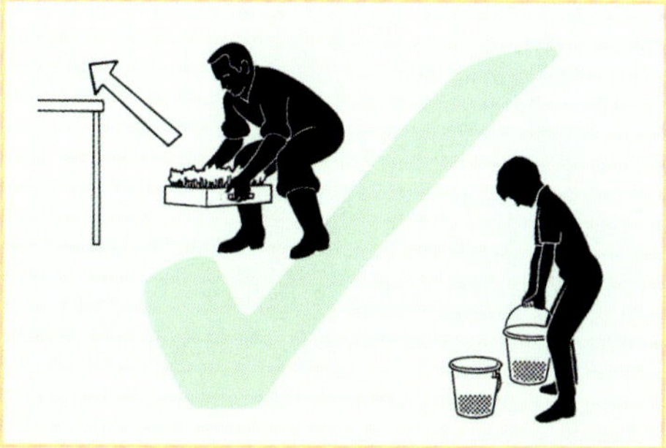

So heben Sie richtig!

Vermeiden Sie Vorbeugung und Verdrehung des Oberkörpers. Heben Sie aus gebeugten Knien und nicht aus dem Rücken. Spannen Sie beim Heben die Bein- und Bauchmuskeln an.

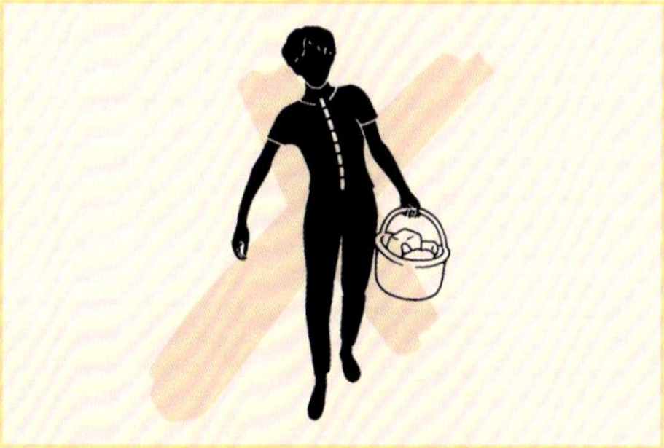

Nicht so!

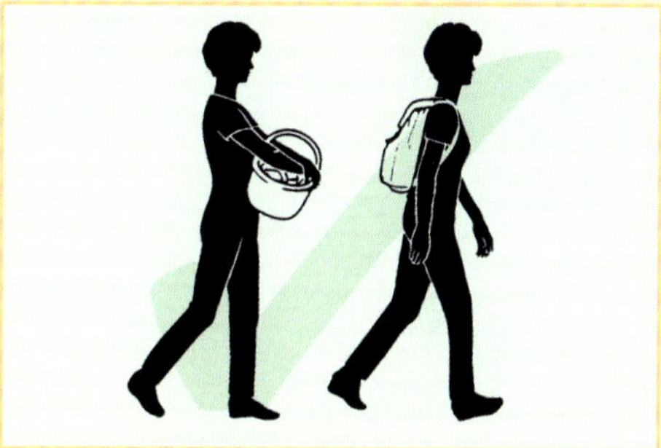

So tragen Sie richtig!

Tragen Sie Lasten knapp vor dem Körper, noch besser auf den Schultern oder eventuell sogar auf dem Kopf.

Lieber öfter leichtere Lasten tragen als einmal eine schwere Last. Wenn möglich, benutzen Sie einen Rucksack. Achten Sie dabei auf gut gepolsterte Tragegurte, ein ergonomisches Rückenteil und auch darauf, dass Ihr Rucksack einen Beckengurt hat.

Falsches und richtiges Arbeiten

Arbeiten Sie nicht mit vorgebeugtem Rücken, sondern richten Sie die Arbeitshöhe so ein, dass Ihr Rücken gerade aufgerichtet werden kann. Wenn Sie unten arbeiten müssen, dann nicht vorgebeugt, sondern kniend auf einem Bein (dieses muss auf einer weich-elastischen Unterlage ruhen).

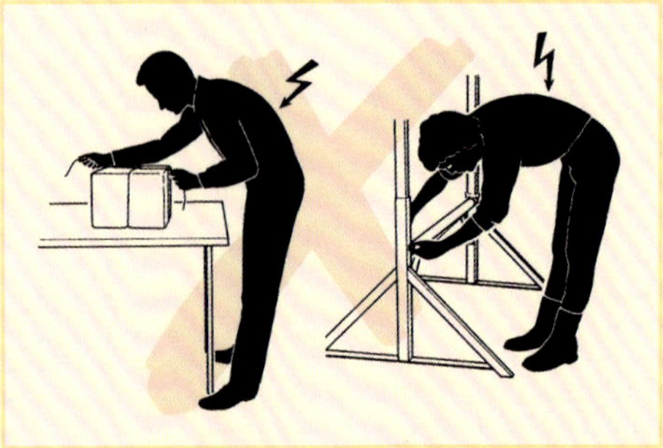

Nicht so!

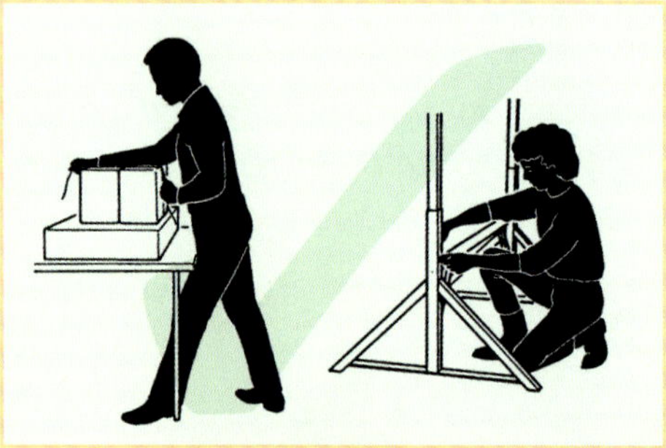

So arbeiten Sie richtig!

Benutzen Sie für die Gartenarbeit langstielige Geräte, damit Sie mit geradem Rücken arbeiten können.

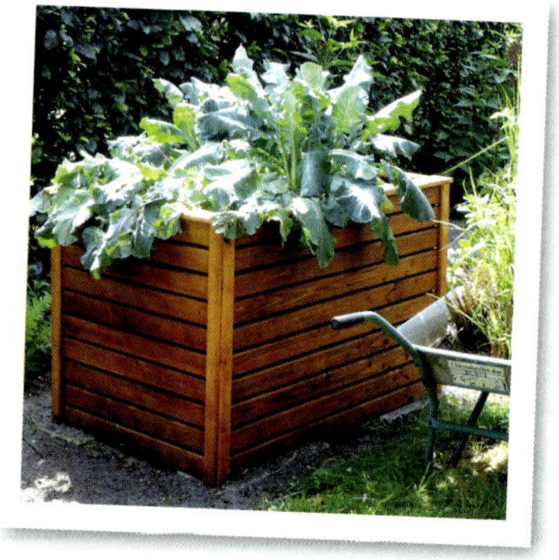

Wenn Sie Beete planen, überlegen Sie, ob Sie nicht gleich Hochbeete anlegen können, die Sie mit geradem Rücken bearbeiten können.

Zum Wäscheaufhängen eignen sich Behälter, die hochstellbar sind: Sie müssen sich nicht mehr bücken!

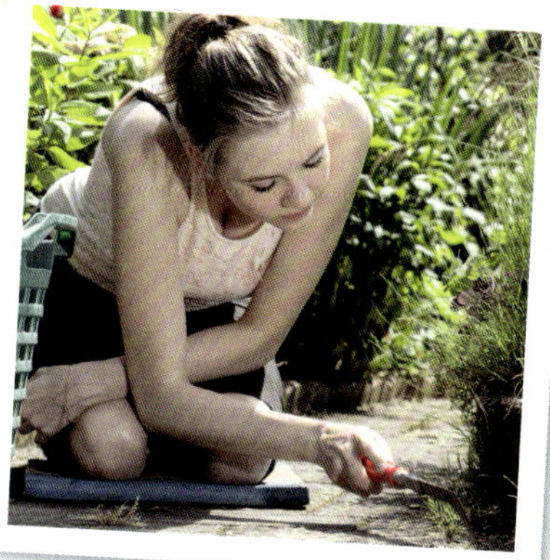

Wenn Arbeiten in Bodennähe unvermeidbar sind: nicht hocken, sondern gut gepolstert und unterstützt knien.

Für den Rücken günstige Schuhe

Gut dämpfendes Schuhwerk und/oder orthopädisch angefertigte Schuheinlagen helfen bei der Entlastung der Wirbelsäule und auch bei der Entlastung der Beingelenke.

Tipps für die Entlastung und den schonenden Gebrauch von Gelenken

Knie

Hocken: Da beim Hocken enormer Druck auf die Knorpelstrukturen des Gelenkknorpels und auf die Hinterhörner der Menisken entsteht, sollten Sie das Hocken vermeiden. Beide können durch das Hocken Schaden nehmen.

Wenn Arbeiten in Bodennähe nötig sind, ist es besser, eine sehr niedrige Sitzgelegenheit zu verwenden.

Knien: Beim Knien kommt es zu starker Druckbündelung auf die Kniescheibe und damit zu abnormem Druck auf das Kniescheibengelenk. Knorpelschäden können die Folge sein.

Wenn das Knien unvermeidbar ist, wie bei manchen Berufen (Pflasterer, Bodenleger, Estrichleger u.a.), muss von Beginn an ein Knieschutz getragen werden.

Generell können ab einem gewissen Alter bei doch schon etwas abgenutzten Kniegelenken Nahrungsergänzungsmittel Hilfe bringen: Glucosamin und Chondroitinsulfat in einer Tagesdosierung von mindestens je 1.500 mg werden gemeinsam mit Gelatine, Vitaminen, ungesättigten Fettsäuren, Knoblauch, Grünlippmuschelextrakt, Weihrauch und Selen mit Erfolg angeboten.

Sport: Skifahren, Bergsteigen mit langem Bergabgehen, Stop-and-go-Sportarten, Schwerathletik, Bodybuilding (oder Berufe mit massiver Kniebelastung) können bei untrainierter Kniemuskulatur massive Spitzenkräfte auf die empfindlichen Knorpeloberflächen durchschlagen lassen und dort Schäden anrichten.

Vor besonderer sportlicher Belastung muss die Beinmuskulatur unbedingt entsprechend trainiert und auch gedehnt werden. Zur Entlastung können spezielle Bandagen verwendet werden.

Hüfte

Die Entlastung der Hüftgelenke ist schwierig. Trotzdem können einige Maßnahmen helfen und die Hüftgesundheit schützen:

Der beste Schutz ist wie bei allen anderen Gelenken das Muskeltraining (mit Waving) und die Vermeidung von extremen Belastungen.

Um die Stöße beim Gehen und Laufen abzufedern, können sehr gut dämpfende Schuhe verwendet werden, wie z.B. MBT und ähnliche.

Sportarten mit starken Kraftspitzen sollten unterlassen werden.

Füße

Den besten Schutz für Ihre Füße erreichen Sie, wenn Sie Schuhe tragen, die Ihnen bequem passen. Ihr Schuh sollte nicht zu groß und nicht zu klein sein. Das gilt besonders auch für Schuhe für Kinder und Jugendliche. In der Breite sollte der Schuh sehr gut passen und etwa 5 mm breiter sein als der Fuß. Es gibt allerdings auch Ansätze, die Schuhe empfehlen, die nicht breiter sind als der Fuß, sondern im Gegenteil insbesondere den Mittelfuß eng umschließen und so einen „Bandage"-Effekt gewährleisten. Dies kann nur Menschen empfohlen werden, die eine tadellose Fußdurchblutung haben und keinesfalls Diabetiker sind. Muss man ausprobieren. Für den Autor sind diese (Maß)Schuhe eine Wonne und er fühlt sich von diesen Schuhen beim Gehen geradezu beflügelt. Die Länge von Schuhen sollte grundsätzlich den Fuß innen um etwa 12 bis 15 mm überragen. Wichtig ist es, Schuhe vor dem Kauf ausgiebig zu probieren und sich nicht nur von modischen Aspekten leiten zu lassen. Generell gilt, dass Schuhe allen Zehen genügend Platz bieten müssen. Der Schuh darf im Zehenbereich nicht zu eng werden, hingegen spricht nichts gegen eine gemäßigte Schuhspitze, wenn der Schuh sich erst vor den Zehen zu verjüngen beginnt. Das sogenannte Schuhgelenk, also der Bereich des Schuhs hinter den Zehen, muss weich genug sein, um eine gute Abrollung zu gewährleisten. Da jeder Fuß einen unterschiedlich hohen Rist hat (Plattfuß und Knickfuß sind nieder, Hohlfuß ist hoch), muss auch ein gut passender Schuh eine entsprechend angepasste Innenhöhe im Ristbereich haben. Hier sind Schnürschuhe oder weich ausgeführte Slipper und Mokassins eindeutig im Vorteil. Im Zehenbereich muss der Schuh auch bezüglich der Innenhöhe genügend Platz bieten, sodass sich alle Zehen gut bewegen können. Das ist beim Gehen unerlässlich. Der Fersenbereich des Schuhs soll eine eher feste Fersenkappe aufweisen. Dadurch erhält der Fuß genügend Stabilität für einen problemlosen Abstoß. Allerdings darf die Fersenkappe die Ferse nicht zu eng umschließen, weil beim Auftreffen auf den Boden die Ferse eine Außenrotation durchführen muss. Damit stellt sie eine ausreichende Dämpfung sicher.

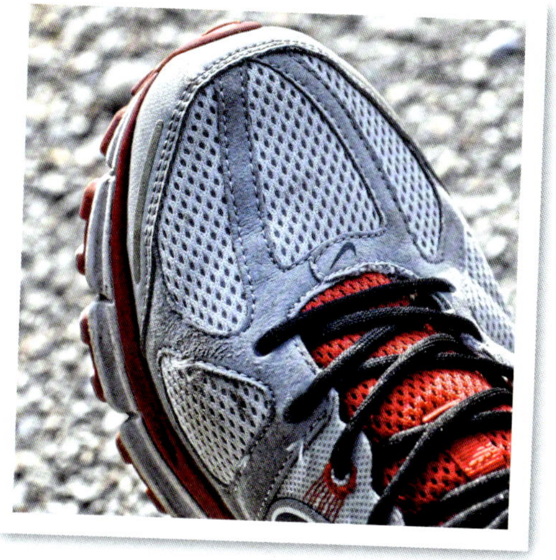

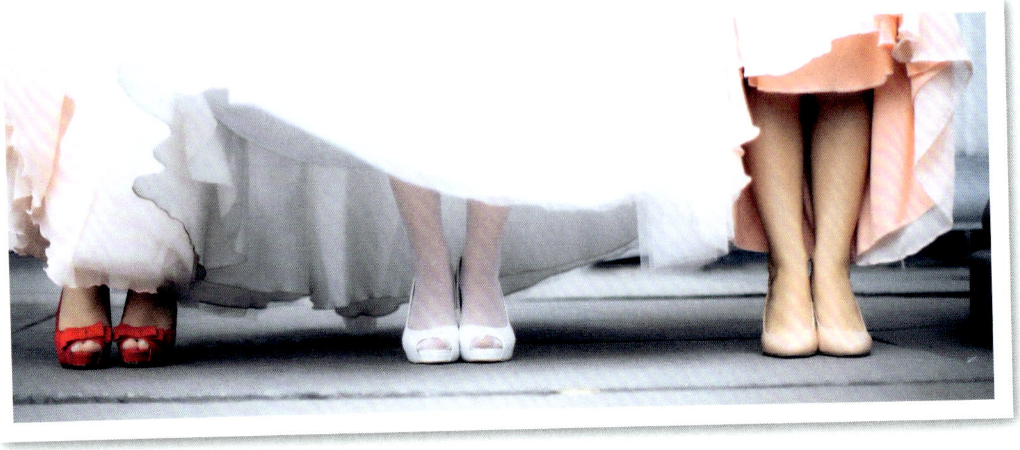

Noch ein Wort zu Pumps mit hohen Absätzen und zu High Heels: Es spricht nichts dagegen, anlassbezogen und nicht allzu lange hohe Absätze zu tragen. Als Ausgleichsgymnastik sollten aber unbedingt Dehnungsübungen für die verkürzte Achillessehne durchgeführt werden. Gescheite Damen nehmen auch auf die schönste Gala einen platzsparenden Schuh mit flachem Absatz in der Handtasche mit und wechseln die Schuhe unter dem Tisch, sobald sich die Gelegenheit dazu bietet.

Einlagen

Eine Fülle orthopädischer Einlagen steht Patienten und Sportlern zur Verfügung: Kopie-, Korrektur-, Bettungs- und biomechanische funktionelle Stützeinlagen werden je nach Einsatzgebiet verwendet. Sie sind sowohl therapeutisch als auch prophylaktisch sehr nützlich. Sie können nicht nur biomechanische Defizite des Fußes ausgleichen, überlastete und entzündete Stellen an der Fußsohle entlasten, überbeanspruchte Gelenke und Sehnen vom Druck befreien, sondern auch müde und durchgetretene Füße stützen und Sportlern helfen, ihre Leistungsfähigkeit zu steigern.

Bei Zuckerkrankheit

Diabetiker müssen auf ihre Füße besonders aufpassen! Da bei ihnen sowohl die Durchblutung als auch die Sensibilität (Empfindung) in den Füßen in Mitleidenschaft gezogen werden können, kann es vorkommen, dass zuckerkranke Patienten ihre Füße kaum oder überhaupt nicht spüren und daher zum Beispiel kleinste Steinchen im Schuh tiefe Wunden verursachen können. Leider infizieren sich diese Wunden meist und heilen lange Zeit nicht. Das kann – in Verbindung mit der Durchblutungsstörung – zu desaströsen Zuständen mit Zehen- oder Fußverlust führen.

Diabetiker müssen unbedingt orthopädische Bettungseinlagen oder noch besser Maßschuhe tragen. Nur dadurch lassen sich die Füße für lange Zeit gut funktionstüchtig erhalten.

Podologische Einlagen

In letzter Zeit werden die sogenannten podologischen oder sensomotorischen oder propriozeptiven Einlagen als Allheilmittel gegen alle möglichen Beschwerden am Stütz- und Bewegungsapparat und natürlich gegen alle Fußbeschwerden angeboten. So sollen damit Beschwerden wie Rückenschmerzen geheilt werden können und sogar Haltung und Laufstil verbessert werden. Die Einlagen sollen sensorische Impulse setzen und Muskelspindeln aktivieren. Allerdings gibt es keine wissenschaftlich anerkannte Studie, die eine diesbezügliche Wirksamkeit beweist. Lediglich eine Arbeit (Ludwig et al. 2013) zeigt die Aktivierung des M. peronn. longus, alle anderen Muskelstimulationen sind auch nach dieser Studie unwirksam. Daher eignen sich podologische Einlagen eventuell für Patienten mit Instabilität im oberen Sprunggelenk und Einwärtsdrehung der Fußplatte, nicht aber für alle anderen angepriesenen Einsatzindikationen.

Schulter

Überkopfarbeit

Bei längerer Überkopfarbeit kommt es zur Druckbelastung der Rotatorenmanschette unter dem Schulterdach. Vermeiden Sie daher längere Überkopfarbeit. Wenn es unbedingt sein muss, legen Sie Pausen ein und machen dabei Lockerungsübungen. Überkopfarbeit führt außerdem zu

Verspannungen der Nacken- und Rückenmuskulatur, sodass neben der Schulter auch dort Überlastungen und Schmerzen auftreten können.

Drehbewegungen hinter den Körper

Diese sollten Sie langsam durchführen und keineswegs abrupt, da sich in diesem Augenblick die Rotatorenmanschette unter heftiger Spannung befindet.

Überkopfsportarten

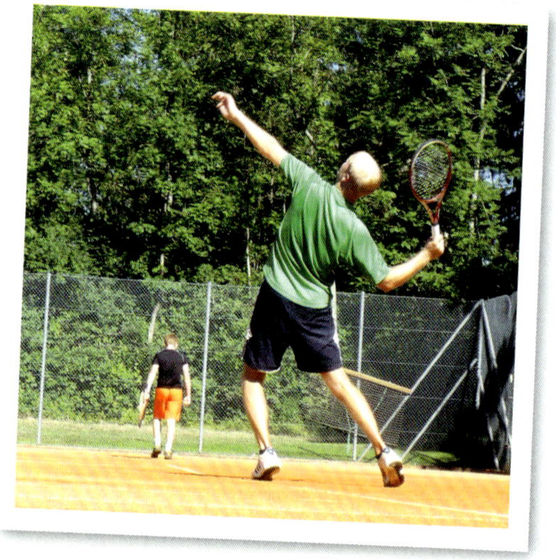

Bei Überkopfsportarten wie Tennis, Basketball, Handball, Speerwurf und anderen sind vorher ein Aufwärmen und Aufwärmdehnen mit Dehnungsübungen von 10 Sekunden Dauer günstig und nach Abschluss der sportlichen Betätigung ein Dehnen von 20 Sekunden pro Übung. Beim Aufwärmdehnen gehen Sie nicht völlig in die mögliche Endlage, um den Muskel nicht zu schädigen. Beim Dehnen am Ende der Belastung können Sie zwar intensiver und länger dehnen, lassen Sie aber trotzdem Vorsicht walten und gehen Sie keinesfalls zu forsch zu Werke und dehnen Sie niemals gegen Schmerzen.

Sollten Sie bereits an Schmerzen leiden oder gar schon eine Operation hinter sich haben, lassen Sie sich bitte genügend Zeit, um zu Ihrem Sport zurückzukehren und absolvieren Sie einen sorgsamen und langsamen Aufbau. Die Schulter ist ein besonders anfälliges Gelenk und verdient besondere Aufmerksamkeit.

Bei Schmerzen meiden Sie Überkopfsportarten, andernfalls schädigen Sie dadurch Ihre Schulter!

Ellbogen, Unterarm und Hand

- **Computer**: Besonders belastend ist heutzutage die Computerarbeit. Über die optimale Sitzhaltung wurde bereits im Abschnitt über die Wirbelsäule ausführlich berichtet. Im Sinne des Ellbogens und Unterarmes achten Sie darauf, dass Ihre Arme möglichst rechtwinklig im Ellbogen gebeugt werden können und auf der Unterlage aufliegen. Die Maus sollte Ihrer Hand entsprechen und weder das Handgelenk noch die Finger in eine Zwangshaltung bringen und damit Verspannungen und Überlastungen hervorrufen.
- **Tennis**: Die einhändige Rückhand führt häufig zu Schmerzen und Entzündungen an der Außenseite des Ellbogens. Kaum ein Tennisspieler hat in seiner Laufbahn dieses Problem nicht zumindest einmal gehabt. Allerdings spielen nur etwa 5 % aller Patienten mit dem Tennisellbogen (Epicodylitis) auch tatsächlich Tennis. Um den Tennisellbogen möglichst zu vermeiden, sollte man gleichförmige angestrengte Bewegungen vermeiden. Als Tennisspieler sollte man einen sehr elastischen Schläger und eine möglichst neuwertige Bespannung benutzen. Bei geringen Beschwerden ist es manchmal nützlich, die Griffstärke zu verändern. Manche Spieler sind durch die Benutzung eines dickeren Griffes, andere wiederum durch die Verwendung eines dünneren Griffes schmerzfrei geworden.
- **Golf**: Der Golferellbogen tritt an der Innenseite des Ellbogen auf. Meist wird er ebenfalls nicht durch Golfspielen, sondern durch andere stereotype Tätigkeiten verursacht. Beim Golf ist das Erlernen der richtigen Technik die wirksamste Maßnahme, um den Golferellbogen zu vermeiden.

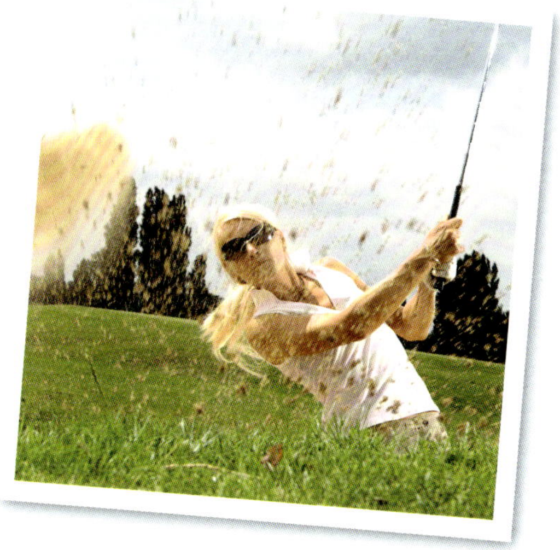

- **Auf die Hände aufpassen**: Hände und Finger sind zarte, fragile und sehr komplizierte Strukturen, die imstande sind, große Kraft aufzubringen. Bei gefährlichen Arbeiten, Hitze, Kälte, Verletzungsgefahr durch Späne, Kanten, Säure oder scharfe Werkzeuge müssen Hände durch entsprechende und geeignete Handschuhe geschützt werden. Wenn Sie überbewegliche (hypermobile) Fingergelenke haben, „knacksen" Sie Ihre Finger nicht, denn Sie schädigen bei diesem Manöver die Gelenkkapsel und machen sie instabiler und steigern damit die Überbeweglichkeit.

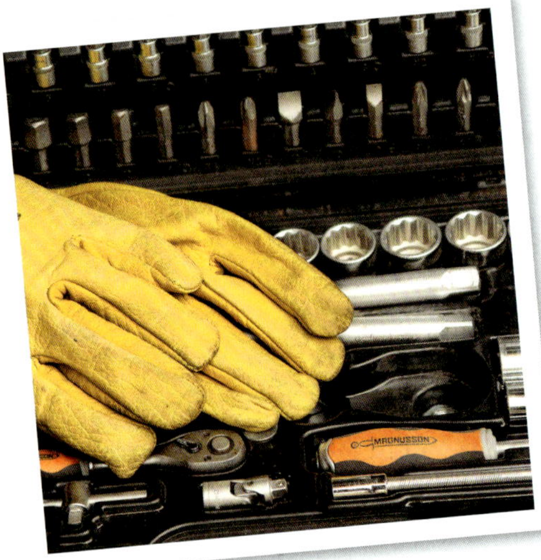

Epilog

Mit Waving bekommen schmerzgeplagte Patienten erstmals ein „Instrument“ in die Hand, mit dem sie selbst und eigenständig und ohne die Einnahme von Medikamenten – also ohne Nebenwirkungen – Schmerzen positiv beeinflussen können. Im Idealfall ist es möglich, seine Schmerzen gänzlich zu vertreiben. Natürlich sind damit nicht alle schmerzwirksamen Medikamente obsolet geworden, denn auch der beste „Waver“ wird bei sehr heftigen Schmerzen nicht ohne starke Schmerzmittel auskommen können, aber auch und gerade bei sehr starken Schmerzen hilft das Waving dabei, Schmerzen zu lindern und Medikamente – und damit auch Nebenwirkungen – einzusparen! Es ist zum Beispiel nachgewiesenermaßen möglich, im Rahmen einer zahnärztlichen Behandlung auf die Spritze zu verzichten und die Schmerzen einer Wurzelbehandlung oder eines sehr tief reichenden Inlays „wegzuwaven“. Ich konnte immer wieder erleben, dass Teilnehmer von Waving-Seminaren bei Nachbefragungen einige Wochen nach dem Seminar sagten, dass das Waving ihnen gar nichts gebracht habe und dass sie damit ihre Schmerzen nicht in den Griff bekamen. Ich kann mich aber ganz genau erinnern, wie diese Patienten am Seminar teilgenommen haben: abwesend und bestenfalls halbherzig lernend.

Das konnte natürlich nichts werden. Wenn Sie mit dem Waving wirklich beginnen wollen, möchte ich sehr dringend dazu raten, sowohl die Übungen als auch die Atemtechnik und besonders die psychische Beeinflussung von Schmerzen gut zu lernen und vor allem immer wieder zu trainieren, denn es ist auch hier kein Meister vom Himmel gefallen. Nur durch häufiges und intensives Training wird sich ein Erfolg einstellen. Üben und Atmen lernt man schnell. Die Psyche für seine Zwecke zu nutzen, ist nicht ganz leicht – aber erlernbar. Bitte verteufeln Sie bei etwaigen Misserfolgen die Methode nicht vorschnell, sondern bauen Sie weiter am System der positiven psychischen Beeinflussung von Schmerzen, denn Sie werden sicher – früher oder später – Erfolg dabei haben.

Ihre Psyche kann wahrlich Berge versetzen und Sie nicht nur von Schmerzen befreien, sondern Ihnen auch ein schönes und erfülltes Leben bereiten. Waving unterstützt Sie dabei!

Kleiner Ausblick in die Buchzukunft

Waving gegen Schmerzen kann auch als Painwaving bezeichnet werden (Pain = Schmerz, Waving = Winken oder Wellenbewegung). Das bedeutet also, wir winken den Schmerz weg. Wir machen wellenartige Bewegungen, atmen in besonderer Weise und trainieren unsere Psyche – damit winken wir dem Schmerz zum Abschied.

Das Painwaving bleibt aber nicht allein stehen, es folgen das Walkwaving (walken, üben, atmen, visualisieren) und das Champwaving (Champion des Lebens werden mit Waving, Ernähung, Regeneration, Emotion und psychischen Techniken), mit dem wir schwierige Situationen wie Prüfungen, Gerichtstermin, Besprechungen mit dem Chef, Eheprobleme und vieles andere sowie echte Lebenskrisen und Depressionen meistern können. Das Champwaving werde ich in Kooperation mit meinem langjährigen Freund Ronnie Leitgeb schreiben, dem bisher einzigen österreichischen Coach, der eine Nummer Eins der Tenniswelt erschaffen konnte – eine wirklich unglaubliche Leistung. Also ein Mann, der es versteht, Herausforderungen und Krisen zu meistern und immer das Beste daraus zu machen.

Ein spannendes Projekt, auf das ich mich sehr freue.